CH00807245

Heike Führ wurde 1962 in Mainz g
erwachsene Kinder, sowie den Seelenh

Sie ist eine ausgebildete Erzieherir
psychologischen Fort- und Weiterbildu
ten „Vor-Kindergarten" und war jahrelang damit selbständig. Außerdem belegte sie zusätzlich noch mehrere Kurse für „Yoga mit Kindern".

Führ setzt sich mit dem Thema „Multiple Sklerose" auseinander
und führt zur Information darüber eine Webseite und eine gleichna-
mige sehr lebendig laufende Facebook-Seite. Seit 1994 ist sie selbst an
MS erkrankt und hat bereits 7 MS-Begleitbücher, 2 Kinderbücher und
3 Rezeptbücher geschrieben.

Als freie Journalistin ist sie in verschiedenen Medien unterwegs.

http://multiple-arts.com/

http://heikef.jimdo.com

http://kinder-entdecken.jimdo.com

INHALTSVERZEICHNIS

Ein schöner Abend mit lieben Freunden

© 2015 Autorin Heike Führ
Webseite: www.multiple-arts.com
© 2015 Satz, Layout und Teil-Coverdesign:
Heike Führ

© 2015 Herstellung und Verlag:
BoD – Books on Demand, Norderstedt

ISBN: 9783739224664

Bibliografische Information der Deutschen Nationalbibliothek:
Die Deutsche Nationalbibliothek verzeichnet diese Publikation in der Deutschen Nationalbibliografie; detaillierte bibliografische Daten sind im Internet über http://dnb.d-nb.de abrufbar.

Heike Führ

Alltags-Tipps
bei Multipler Sklerose

Praktische Hilfen

Die wahre

Lebenskunst

besteht darin,

im *Alltäglichen*

das *Wunderbare*

zu sehen.

-Pearl S. Buck-

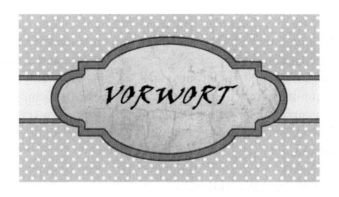

Alltag mit MS: was ist das?

- Gibt es überhaupt einen Alltag, wenn man an einer chronischen Krankheit erkrankt ist und wenn ja, wie gestaltet er sich?

- Gibt es eine Routine und können sich Beeinträchtigungen in einer Art routiniertem Alltag bewähren?

Fragen, die sich Betroffene zwar auch stellen, aber sie sind einfach ihr Leben – diese Fragen werden zu dem, was vielen Außenstehenden unmöglich erscheint – nämlich zum „normalen MS-Alltag"!

Je nach Verlauf und je nach Ausprägung der „tausend Gesichter" der MS wird sich auch der jeweilige Alltag gestalten. Wie immer in meinen Büchern berichte ich in meinen Texten aus MEINEM Alltag, der zwar auch durch körperliche Beeinträchtigungen geprägt ist, hauptsächlich aber durch die FATIGUE (abnorme Erschöpfung) umgestaltet ist.

Allerdings habe ich durch Interviews und viele Recherchen und Gespräche das zusammengetragen, was den meisten Betroffenen am Wichtigsten erschien und vielleicht wird trotzdem dem Leser das ein oder andere fehlen. ☺

Eins haben wir aber alle gemeinsam: Diejenigen, die in irgendeiner Form beeinträchtigt SIND, müssen ihr Leben entweder teilweise oder auch ganz diesen Symptomen und Handicaps anpassen. Auch wenn wir nicht möchten, dass wir uns anpassen müssen – wenn wir ehrlich sind, bleibt uns oft nichts anderes übrig. Das heißt nicht, dass wir die MS dominieren lassen – das gönnen wir ihr nicht, aber gegen sie anzukämpfen und heroisch zu behaupten, man lebe nicht mit der MS, sondern die MS mit uns – das ist zwar ein beliebter Satz, der aber seine Grenzen immer dann erfährt, wenn wir durch entsprechende Symptome ausgebremst WERDEN.

Eine optimistische Grundeinstellung zu einer chronischen Erkrankung ist immer wichtig. Das habe ich in meinen Büchern immer wieder beschrieben.

Aber hier in diesem Buch geht es hauptsächlich um die BEWÄLTIGUNG des Alltags! Das Buch ist in verschiedene Bereiche untergliedert – so, wie es viele unterschiedliche Bereiche auch im Leben gibt. Manches lässt sich abwandeln und vielleicht direkt auf Sie als Leser individualisieren. Seien Sie kreativ.

Wichtig zu erwähnen ist noch, dass ich, da ich hier über keinerlei Erfahrung verfüge, nicht über schwerste pflegebedürftige Menschen und diesbezügliche Hilfestellungen schreiben kann. Weder möchte ich mir anmaßen, nur im Entferntesten zu wissen, wie man hier adäquate Hilfestellungen leisten kann, noch möchte ich Sie verletzen. Ich trage einfach nur aus meinem Alltag und dem der Interviewten ein paar Tipps zusammen und gehe dabei davon aus, dass Sie zwar im Rollstuhl sitzen könnten, aber ansonsten noch körperlich fit genug sind, um sich so zu behelfen, dass Sie Ihren Alltag (relativ) alleine schaffen.

Wie es immer inhaltlich in meinen Büchern ist, möchte ich auch dieses Mal erwähnen, dass ich als Laie schreibe, als Betroffene und Recherchierende. Ich möchte keinesfalls die Schulmedizin oder Fachbücher „neu erfinden oder neu schreiben", ich möchte niemanden verletzen, sondern einfach nur ein paar Tipps zusammentragen.

Das Problem ist hier natürlich auch, dass es für manche Symptome einfach keine wirklichen Tipps gibt.

Erstens ist bei jedem MS`ler sogar jedes „gleiche" Symptom, wie zum Beispiel „Schwindel", völlig unterschiedlich (MS = die Krankheit der 1000 Gesichter) und zweitens kann man beispielsweise oft einfach nichts gegen Schwindel tun. Es muss jeder für sich herausfinden, ob Ruhe, liegen Sitzen oder sogar Bewegung eher hilft.

So verhält es sich gleichermaßen auch mit anderen Symptomen und deshalb sind diese Ratschläge, die ich im Buch zusammengetragen habe, immer nur als „Ausprobieren" zu verstehen – eine Garantie kann leider niemand geben.

Wenn man aber alleine durch das Lesen vielleicht schon angeregt wird, sich selbst und sein Verhalten genauer zu beobachten und kreativer in Bezug auf „Tipps" zu werden, freue ich mich schon - denn dann ist meine Intention, die ich beim Schreiben dieses Buches hatte, erfüllt. ☺

Menschen, die Migräne haben, werden das Phänomen des sich gegenseitig Ratens nur zu gut kennen. Mir wurde immer empfohlen, einen schwarzen Kaffee mit Zitrone zu trinken – dann würde die Migräne verschwinden… Ich hätte mich gefreut, wenn es so gewesen wäre!!! Deshalb: Jeder Patient tickt anders, jeder Körper reagiert anders und das ist einfach eine Tatsache, die nicht zu leugnen ist. Darum verstehen Sie bitte meine Tipps eher als Anregung – als Anregung zum Ausprobieren und als Anregung zum Nachdenken und zum Selbstreflektieren.

Das Buch dürfte für alle körperlich Behinderten interessant sein und beschränkt sich nicht nur auf MS - auch wenn ich mich nur hier auskenne.

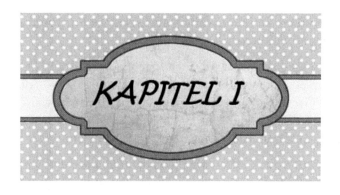

KAPITEL I

Was ist MS? (www.dmsg.de)

Die Multiple Sklerose (MS) ist eine entzündliche Erkrankung des Nervensystems, die ganz unterschiedlich verlaufen kann und meist im frühen Erwachsenenalter beginnt. Sie wird von den Ärzten oft auch Enzephalomyelitisdisseminata (ED) genannt. Übersetzt heißt dies: eine im Gehirn und Rückenmark verstreut auftretende Entzündung.

Das Gehirn stellt eine Art Schaltzentrale dar, in der Signale über das Rückenmark zum Körper gesendet oder von dort empfangen werden; diese werden von verschiedenen Nervenfasern geleitet, die ähnlich wie elektrische Kabel von einer Schutz- bzw. Isolierschicht umgeben sind. Diese Schutzschicht besteht aus einem Stoff, der Myelin genannt wird.

Entsteht ein Entzündungsherd im Bereich dieser Schutzschicht, können die Botschaften nicht so wirkungsvoll übertragen werden: MS-Erkrankte können dann zum Beispiel Kribbel-Missempfindungen verspüren, vermehrt stolpern oder Schwierigkeiten beim Sehen bekommen.

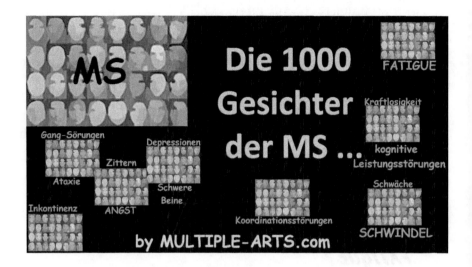

Symptome

Hier schildere ich einige Symptome, die im Alltag - gerade in Bezug auf die Hygiene und Ausflüge - einen Einfluss haben können. Beim Lesen wird schon deutlich, dass mit einer entsprechenden Symptomatik einige Hürden zu nehmen sind.

Lhermitte-Zeichen

Das Lhermitte-Zeichen (auch Lhermitt'sches Phänomen – nach Jacques Jean Lhermitte (1877–1959), frz. Neurologe und Psychiater, benannt) ist ein klinisches Zeichen, das in der neurologischen Untersuchung eine Rolle spielt, aber von den Betroffenen auch spontan bei

Alltagsbewegungen mit mehr oder minder starker Beugung des Nackens wahrgenommen werden kann.

Das Zeichen wird geprüft, indem der Arzt den Kopf des Patienten passiv nach vorn (mit dem Kinn auf die Brust) bewegt. Positiv ist es dann, wenn der Untersuchte ein unangenehmes bis schmerzhaftes, oft als elektrisierend geschildertes Gefühl in Armen, Rumpf oder Beinen verspürt, das im typischen Falle vom Nacken her dorthin ausstrahlt. (Wikipedia.de)

FATIGUE

Wissenschaftliche Erklärungen zum Fatigue-Syndrom:

„Fatigue" stammt aus dem französischen und Sprachgebrauch und bedeutet Müdigkeit oder Erschöpfung.

- MS-Fatigue: vorzeitige allgemeine physische und psychische Erschöpfung. Fatigue = Müdigkeit. (DMSG.de)

- Erschöpfung, bis zur Unfähigkeit aufzustehen (behindert körperliche Bewegung und deren Ausführung)

- MS-Symptome verstärken sich, Zittern, innerliche Unruhe

- extrem müde, ohne einschlafen zu können o. ständiges Schlafen

- es fällt schwer, klar zu denken (auch verlangsamt), Gedanken zusammen zu halten, sich zu konzentrieren

- motivationslos

- behindert psychische und körperliche Belastbarkeit

- extreme und schnelle Erschöpfung: Körperlich und psychisch

- dabei auch Sprachschwierigkeiten

- Übelkeit

- Sehstörungen

- Schmerzen

- Depressionen (Traurigkeit, Verzweiflung)

Fatigue wird beschrieben als ein Gefühl von fehlender körperlicher und/oder geistiger Energie. Dies wird dann oft als extreme Erschöpfung oder Ermüdung wahrgenommen. Fatigue ist eines der häufigsten Symptome bei MS. Sie beeinträchtigt das Leben der Betroffenen, sowie auch deren Lebensumfeld enorm.

WICHTIG zu wissen ist, dass Fatigue eine unkontrollierbare Erschöpfung ist, die nicht willentlich beherrscht werden kann!!!

Sie ist ein ganzkörperliches Gefühl physischer und/oder mentaler Erschöpfung! Es geht hierbei um die körperliche UND/oder seelische Erschöpfung, Abgeschlagenheit, Energielosigkeit und abnorme Ermüdung.

Das Hauptmerkmal der Fatigue ist, dass Schlaf nicht zur Regeneration führt, sondern ein Gefühl des ständigen Übermüdetseins und enormer Abgeschlagenheit ist.

Die Müdigkeit verschlimmert sich typischerweise bei warmem Wetter oder nach einem warmen Bad. Fieber oder andere Ursachen für eine Erhöhung der Köpertemperatur können die Abgeschlagenheit ebenfalls verstärken. MS-Betroffene, die unter Fatigue leiden, erfahren einen massiven Einbruch in ihrer Lebensqualität. Die durch Hitze auftretenden Symptome, die zur Fatigue gerne noch hinzukommen, nennen sich das „Uhthoff-Phänomen", auf das noch gesondert eingegangen wird.

Fatigue macht sich nicht nur in diesem schrecklich „unausgeschlafenen Gefühl" bemerkbar, sondern auch in der Fähigkeit zu koordinieren, sich zu konzentrieren und die richtigen Worte zu finden. Das allgemeine Leistungsspektrum wird insgesamt noch deutlich eingeschränkter. Noch dazu nimmt der Energie-Pegel im Laufe des Tages stetig ab.

Dass die Fatigue (aber auch das Uhthoff-Phänomen) noch zusätzlich Auswirkungen auf unsere Psyche und unser Selbstwertgefühl haben, wird hier nur allzu deutlich. Denn morgens nie zu wissen, wie und ob man seinen Tag schafft, was einem wieder alles nicht gelingt, aus der Hand fällt, welche neuen Symptome sich dazu gesellen - all dies ist ein großer Unsicherheitsfaktor und kann den Alltag eines MS-Betroffenen erheblich belasten. (Auszüge aus meinem Buch „Fatigue und Uhthoff-Phänomen/ Esch-Verlag. Weitere detaillierte Tipps zum Umgang mit Fatigue sind ebenfalls dort zu finden. ISBN: 978-3-95555-067-7)

UTHOFF-Phänomen

Das Uhthoff-Phänomen: „wurde 1890 von Wilhelm Uhthoff, einem deutschen Augenarzt, als temporäre Verschlimmerung der Symptomatik bei Patienten mit einer Optikusneuritis beschrieben, als diese sich körperlich anstrengten. Weitere Forschungen zeigten auch eine Verschlechterung bei verstärkter Hitzeeinwirkung.

Das Uhthoff-Phänomen kann bei allen Erkrankungen auftreten, die mit beschädigten Markscheiden der Nervenfasern einhergehen, wie zum Beispiel MS.

Als Uhthoff-Phänomen im weiteren Sinne wird auch die vorübergehende Verschlechterung neurologischer MS-Symptome bei einer Erhöhung der Körpertemperatur (z. B. bei Fieber, heißen Bädern oder in der Sauna) bezeichnet. Betroffen sind mehr als 80 % der an MS Erkrankten. Als Ursache wird auch hier eine temperaturbedingte Verschlechterung der Leitfähigkeit demyelinisierter Axone angenommen.

Weil es von einem Erkrankungsschub abgegrenzt werden muss, bleibt das Uhthoff-Phänomen auch heute klinisch bedeutsam. Eine Verschlechterung des Zustandes von MS-Patienten auf Grund von Hitze oder Anstrengung wird auch als Pseudo-Schub bezeichnet." (Wikipedia.de)

Das Uhthoff-Phänomen im Überblick:

- Hohe Temperaturen beeinflussen die MS-Symptomatik

- Viele MS`ler fürchten die große Hitze im Sommer und das zu Recht. Manche MS`ler lieben die Hitze und fürchten vielleicht die Kälte.

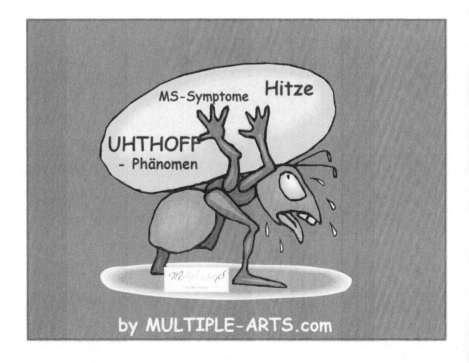

GLEICHGEWICHTSSTÖRUNGEN

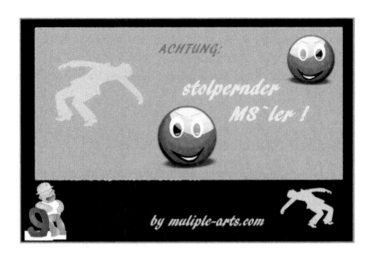

SCHWINDEL

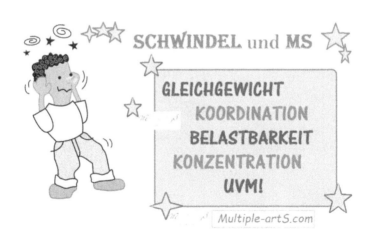

SCHMERZEN

MS zu haben, ist wie

eine nie endende Grippe

aushalten zu müssen ...

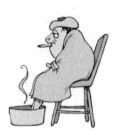

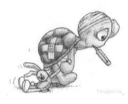

by MULTIPLE-ARTS.com

SPASTIKEN

Kleinanzeigen:

SCHMERZEN günstig abzugeben!!!

Sie sind rund um die Uhr immer für Sie da.
Ob es sich um neurologische Schmerzen handeln soll, um
stechende, einschießende, lang anhaltende; um Migräne,
Trigminusneuralgie, Kopfschmerzen: die breite
Schmerzpalette bietet alles!

Ein Begleiter auf den immer, wirklich immer Verlass ist.
Zuverlässig, prompt und stark!
Greifen Sie zu!
VHB!

by MULTIPLE-ARTS.com

SEHSTÖRUNGEN

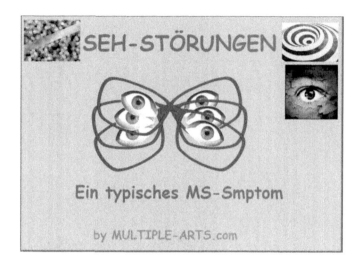

INKONTINENZ

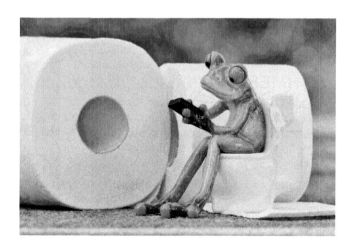

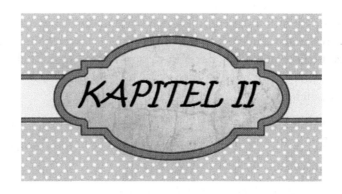

ALLTAG

Hier versuche ich chronologisch vom Aufstehen an, mit kleinen Abschweifungen, bis hin zum Zubettgehen ein paar Alltags-Erledigungen zu betrachten. Deshalb kann man die kleinen Kapitel zwar auch getrennt voneinander lesen, aber es empfiehlt sich auf Grund der Ausschweifungen doch, es im Gesamtkontext zu verinnerlichen.

Wenn das Aufstehen aus dem Bett schon Schwierigkeiten bereitet, ist es sicherlich sinnvoll, sich mit speziellen Hilfs Möglichkeiten, wie Griffen an den Wänden oder am Bett zu helfen. Beim Aufstehen empfehlen viele MS`ler, sich erst einmal aufzusetzen und sich über die Beine zu streichen. So fühlt und spürt man sie und bekommt (und sendet) eine Art „Signal", dass sie sich gleich bewegen und auch laufen müssen.

Prinzipiell hilft es mir immer, mich erst in Ruhe hinzusetzen, denn meine MS muss auch erst einmal (in Ruhe) aufwachen. Ich sortiere also im Geiste meine Glieder und wenn ich das Gefühl habe, sie würden alle an der „richtigen" Stelle sitzen, wage ich es, mich aus dem Bett zu erheben. ☺

„Immer an der Wand lang" nimmt bei MS`lern sicher eine andere Wertigkeit ein, als bei einem Gesunden.

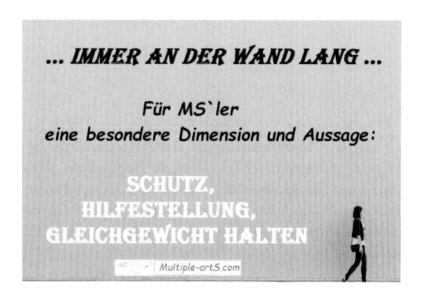

Gerade nach dem Aufstehen ist auch der Kreislauf bei vielen Menschen noch irritiert und allein deshalb hilft es, sich abzustützen oder an der Wand entlang zu hangeln.

Das **Problem mit dem Harndrang oder der Inkontinenz** ist (in der Nacht) ebenfalls ein Thema: Betroffene empfehlen, lieber ein Mal in der Nacht zu viel auf Toilette zu gehen, als morgens ganz dringend Harndrang zu verspüren. Das verursacht schon gleich am Morgen Stress und Hektik, die sich mit dem Aufwach-Ritual so gar nicht vereinbaren lässt. Außerdem deprimiert es natürlich enorm, wenn man es nicht rechtzeitig zur Toilette schafft.

Zähneputzen: viele MS`ler haben mit der Feinmotorik Probleme, weshalb sie lieber mit einer elektrischen Zahnbürste hantieren. Hier muss man weniger Bewegung investieren, als mit einer normalen Zahnbürste. Die Zahnpasta auf die Bürstchen zu bekommen (Öffnen der Tube, Hinausdrücken und Zielen) kann einem Meisterakt gleich-kommen. Notfalls kann man das schon am Abend zuvor erledigen, oder sich – wenn möglich- helfen lassen, bzw. die Zahnbürste ge-brauchsfertig vorbereiten lassen.

Zum Aufrollen der Zahnpasta-Tube gibt es für wenige Euro soge-nannte Tuben-Aufroller.

Aufstehen:

Sowohl bei körperlichen Beeinträchtigungen, als auch bei Fatigue-Geplagten ist es notwendig, morgens noch sparsam mit der erwachten Energie umzugehen, da sie einfach zu schnell abbaut.

Duschen: Wir haben keine Duschkabine, sondern noch eine Ba-dewanne, was mir jeden Morgen die Freude beschert, dass ich beim Einsteigen mit einem Bein hängen bleibe. Auch das ist schon Routine für mich, wenn auch eine sehr unliebsame. ☺

Dass Duschen enorm viel Kraftaufwand bedeutet, höre ich fast von jedem MS`ler: das Halten des Duschkopfes, die Koordination des Waschens, Abspülens, Haltens…. All das ist für unsereins eventuell eine Höchstleistung, die uns völlig erschöpft. In meinen schlimmsten

Fatigue-Zeiten bin ich nach dem Duschen so erschöpft, dass ich mich direkt wieder hinlegen muss.

Ein Sitzhocker in der Duschkabine erleichtert ebenso, wie das Hinsetzen in die Wanne beim Duschen. Sich Handtücher direkt parat zu legen, ist ebenso sinnvoll.

Deshalb wird meist empfohlen, eine Badewanne gegen eine ebenerdige Dusche auszutauschen. Denn so kann nicht nur die Stolpergefahr reduziert werden, sondern die ebenerdige Dusche kann vor allem auch mit einem Rollstuhl benutzt werden. (aber auch hier stellt sich gegebenenfalls das finanzielle Problem).

Haare föhnen ist ein so außergewöhnlicher Kraftaufwand, dass sich manch langhaariger MS`lerIN schon zu einem Kurzhaarschnitt entschieden hat, um diesem Aufwand zu entgehen.

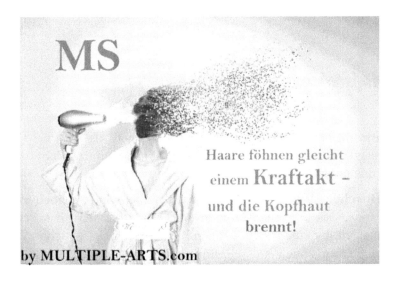

Hier gibt es Möglichkeiten, einen Föhn so an der Wand zu installieren, dass man sich darunter stellen kann und ihn nicht mit einer Hand festhalten muss.

Nach und bei dem Haare waschen, Duschen oder Föhnen kann man sich auch hinsetzen!! Das spart Kraft und Energie.

Ein selten genanntes Thema ist in der Hygiene mit Handicap das Öffnen eines Tampons aus der Plastikumhüllung. Viele MS'ler haben Probleme mit der Feinmotorik und da wird das Auspacken und Anwenden eines Tampons zu einem großen Problem. Diese kleine dünne Plastikschicht, die um das Tampon herum ist, lösen zu wollen, abzureißen und / oder an beiden Enden zu entfernen und dann zu benutzen - das ist für Viele schier unmöglich. Hier empfehle ich jene Tampons, die man zum Öffnen nur knicken muss - schon hat man gleichzeitig die eine Hälfte schon offen und muss nur noch die andere Hälfte abziehen. Das Einführen kann man übrigens erleichtern, wenn man die Spitze des Tampons mit einer Fett-Creme umhüllt. Auch wenn sich das ulkig anhört: viele MS'lerinnen haben Probleme mit einer trockenen Vagina und der Kraftaufwand, sich einen trockenen Tampon einzuführen, kann äußerst anstrengend und schmerzhaft, sowie kräfteraubend sein. Kleine Mittelchen wie „Gleit"-Cremes auf der Spitze des Tampons helfen hier schon enorm.

Bücken: Auf Grund des Lhermitte-Zeichens (Beschreibung siehe in Kapitel 1) ist es manchen MS'lern unmöglich, sich zu bücken. Dies muss man bei der kompletten Körperpflege beachten.

Sich die Füße abzutrocknen, wenn einem der „Strom-Schlag" durch die Glieder fährt, ist selbsterklärend ein Drama. Sich Zehennägel selbst zu maniküren kann aus diesem Grund ebenfalls in einem Drama enden. Da dies auch noch dazu oft ein Tabu-Thema ist, ist es auch schwieriger, sich hier Hilfe zu holen. Professionelle Hilfe wie Fußpflege wiederum muss privat bezahlt werden und das kann sich nicht jeder leisten.

Eine MS-Bekannte erzählte mir, sie habe ihrem Neurologen bei einem der Kontrolltermine auf seine Frage hin, wie er ihr sonst noch helfen könne, im Spaß geantwortet: „Sie könnten mir Fußpflege verordnen" (oder die Nägel schneiden – das war ihr eigentlicher Gedanke). Leider wird dies nicht verordnet und so stehen viele alleinstehende MS`ler vor dem großen Rätsel, wie sie an ihre Füße heran kommen. Je nach Beweglichkeit kann man sie auf einen Hocker stellen, oder im Sitzen bearbeiten. Das setzt allerdings sowohl funktionierende Feinmotorik, als auch Koordination und Beweglichkeit voraus, was nicht unbedingt zu den Stärken eines MS`lers gehört. Also sucht man nach Wegen und Möglichkeiten, möglichst unproblematisch an seine Füße zu gelangen, ohne sich selbst oder andere zu verletzen ☺

Eine andere MS`lerin berichtete, dass sie sich immer von ihrem Mann in die Dusche hineinhelfen lassen muss, ebenso beim Hinauskommen. Das setzt natürlich eine große Empathie und großes Vertrauen, sowie Wertschätzung voraus, aber alleine würde sie es nicht schaffen.

Körperpflege Zusammenfassung:

Wie bereits schon erwähnt, ist der Aspekt der Körperpflege und Hygiene zwar sehr wichtig, aber oft nicht so einfach für stark beeinträchtigte MS`ler.

Auch hier wird wieder jeder für sich selbst herausfinden müssen, wie er es schafft, aber vielleicht sind ein paar Anregungen für Sie dabei ☺

❖ **Duschen und Baden**

Da die meisten MS`ler die unangenehme Gesellschaft von „Herrn Uhthoff" beim warmen Baden oder Duschen kennengelernt haben, kann es für einige Menschen mit MS besser sein, kühl zu duschen oder nicht zu heiß zu baden, damit die Körpertemperatur niedrig gehalten werden kann. Natürlich ist der Gedanke daran nicht unbedingt angenehm, aber wem es schon passiert ist, dass er nach einer warmen Dusche nicht aus der Wanne heraus kam, da die Kraft fehlte oder die Motorik entglitt, wird von sich aus zusehen, dass er die Wassertemperatur entsprechend wählt. Fangen Sie deshalb mit warmem Wasser an und senken Sie nach und nach die Temperatur, damit Ihr Körper Zeit hat sich daran zu gewöhnen. Vielleicht überlegen Sie sich anschließend ein leicht wärmendes Ritual, wie zum Beispiel, sich in ein großes Handtuch, oder einen Bademantel einzuhüllen.

Sorgen Sie dafür, dass Ihre Badewanne sicher und bequem ist und dass Sie sie (wenn möglich…) ohne Hilfe benutzen können. Es ist besonders wichtig, dass der Dusch - oder Badewannenboden und der Eingang rutschfest sind - um Stürze zu vermeiden. (Duschmatte).

Auf jeden Fall sind Wannen - oder Duschgriffe empfehlenswert, damit Sie sicherer einsteigen und eventuell stehen können und vor allem wieder sicher heraus kommen. Sollten Sie nicht umdisponieren können, suchen sie einfach mal Ihren Duschbereich nach andern Möglichkeiten zum Festhalten ab. Manchmal sind es Wäsche-Hänger, gut befestigte Haken oder Ähnliches, die bei leichten Unsicherheiten auch hilfreich für den Halt sein können.

Falls Ihr Sturzrisiko hoch ist, oder Sie kraftlos und müde sind, sollten Sie lieber im Sitzen duschen.

Viele MS`ler können auf Grund von Gleichgewichtsprobleme auch nicht die Augen schließen während des Duschens.

Sind Ihre oberen Gliedmaßen mit nur schlechter Muskelkraftversehen, oder Sie können sie womöglich sogar gar nicht benutzen, benötigen Sie sicherlich sowieso Hilfe beim Ein - und Aussteigen und müssen sich zusätzlich noch um Hilfsmöglichkeiten bemühen - wie beispielsweise ein fest installierter Duschkopf.

Zum Glück werden zahlreiche Modelle von Dusch - und Badewannensitzen angeboten. Wählen Sie je nach Ihren Bedürfnissen und den Abmessungen das für Sie passende Modell aus. (Und eventuell beantragen Sie auch dafür Zuschüsse bei Ihrer Krankenkasse).

Waschlappen

❖ Es kann sein, dass Sie, wenn Sie wenig Kraft in den Händen haben, dicke Waschlappen nicht gut auswringen können. Hier helfen kleine Baumwolltücher, die insgesamt leichter sind.

Fußpflege

❖ Wie bereits erwähnt, kann dies zu einem unüberwindbaren Hindernis für entsprechend beeinträchtigte MS`ler sein. Schneiden Sie sich deshalb Ihre Fußnägel sofort nach dem Baden. (Gilt auch für Fingernägel) Denn jetzt sind sie schön weich und werden weniger brüchig. Vor allem brauchen SIE weniger Kraft dazu.

Wählen Sie auch mit Bedacht die Nagelschere aus, damit Sie sich nicht verletzen, wenn Ihre Hände zittern oder spastisch werden. Ein Nagelklipper funktioniert hier vielleicht auch gut.

Pflegeutensilien

❖ Um die Griffigkeit von Pflegeutensilien, wie Haarbürsten, Zahnbürsten oder Nagelfeilen zu erhöhen, können Sie andere Griffe daran befestigen oder sie gar mit Modelliermasse verdicken und formen. Beim Kauf sollte man direkt darauf achten, dass die Griffe entsprechend geformt sind und das Material Einiges aushalten kann. Wenn Sie nicht fest greifen können, sollten Sie statt eines Schwamms lieber einen Badehandschuh verwenden.

Sollte es Ihnen schwerfallen, bestimmte Körperteile zu erreichen (Füße, Rücken), können Sie Schwämme mit langen Handgriffen verwenden.

Wenn Sie nur einen Arm benutzen können, können Seifenspender und Seifenschwämme hilfreich sein.

Leiden Sie unter Sensibilitätsstörungen, sollten Sie beim Einstellen der Wassertemperatur besonders vorsichtig sein. Die Verbrühungsgefahr kann von Vorneherein reduziert werden, indem die Grund-Heißwasser-Temperatur behutsam und entsprechend ausgewählt wird.

Nach dem Duschen ist es ratsam, dass Sie sich zum Abtrocknen hinsetzen und noch zusätzlich einen Bademantel anziehen.

Zahnseide und Zähneputzen

❖ Viele MS`ler haben auf Grund ihrer Beeinträchtigungen Probleme, eine Zahnseide zu benutzen. In Apotheken gibt es „Zahnstocher", die wie der Buchstabe C geformt sind und einen eingespannten Zahnfaden besitzen. Damit lassen sich die Zähne auch mit einer Hand reinigen.

Empfehlenswert sind elektrische Zahnbürsten (und Rasierer). Obwohl sie schwerer und größer sind, kann man sie doch leichter anwenden. Auch hier gilt als einfache Alternative: einfach die Geräte, mit Ihren Händen zu halten, WÄHREND SIE Ihren Ellenbogen auf einer Ablage abstützen. Dazu kann man dann den Kopf anstatt der Arme bewegen.

Öffnen von Döschen und Tiegeln

❖ Ein uns bekanntes Problem, wenn wir unter Kraftmangel und gestörter Feinmotorik leiden: Ein Fläschchen Nagellack kann man einfach öffnen, in dem man vor dem ersten Gebrauch ein bisschen Salatöl oder Vaseline aufs Gewinde streicht. So lässt sie sich recht mühelos wieder öffnen. Bei anderen Cremedöschen – oder Fläschchen funktioniert das ebenfalls.

Wasserhähne aufdrehen

❖ Einen Wasserhahn zu bedienen kann zum Kraftakt werden. Ihn an - und auszudrehen ist einfacher, wenn Sie einen Wassermischhahn mit einem Hebel haben. Sie können so mit einer Hand die Temperatur und die Wasserstärke kontrollieren. Sollten Sie also die Wahl zwischen verschiedenen Wasserhähnen haben, entscheiden Sie sich lieber für die Einhebel-Mischbatterie-Lösung ☺

Greifen und aufheben

❖ Sollte es Ihnen schwerfallen, Dinge aufzuheben, können Sie Haltegriffe verstärken und griffiger machen, indem Sie Velours-Klebeband darum wickeln (wie ein Griffband beim Tennisschläger).

Prinzipiell sind leichte Gegenstände immer besser für MS`ler geeignet, da sie so weniger schnell Spastiken auslösen.

Oft ist auf Grund der Symptomatik die Reichweite eines MS`lers eingeschränkt: benutzen Sie dann langstielige Artikel (wie z. B. Kämme oder spezielle Bürsten) und Greif-Hilfen.

WC - Benutzung

❖ Zum Hinsetzen und Aufstehen von der Toilette können je nach den individuellen Bedürfnissen verschiedene Hilfen verwendet werden. Dazu gehören beispielsweise erhöhte Toilettensitze, feste und ausklappbare Griffe, Haltegriffe etc. Ganz wichtig ist es, dass das Toilettenpapier gut zu erreichen ist – am besten von der am wenigsten beeinträchtigten Körperseite aus. (auch hier noch einmal meine Anmerkung, dass es Möglichkeiten einer finanziellen Unterstützung je nach Pflegestufe gibt. Auskunft geben die DMSG, sowie die Krankenkassen).

Anziehen:

Ob Sie sich im Sitzen oder im Stehen anziehen, wird Ihnen Ihr Zustand von alleine mitteilen. Hilfreich sind notfalls „Schlupfhosen", Shirts ohne Knöpfe und Hilfsmittel, wie spezielle Zangen, die Ihnen das Bücken (zum Beispiel nach einem Strumpf) abnehmen. Oder aber Sie benutzen sogenannte Socken - und Strumpf-Anzieher - hier müssen Sie zum Beispiel beim Anziehen nicht Ihre Füße anheben. Auch hier gilt, dass jeder für sich individuell entscheiden muss, wo er und wie er Hilfe braucht. Einen Stuhl oder das Bett in der Nähe zu haben, wenn man sich an - und auszieht, ist natürlich von Vorteil. Alleine schon deshalb, um sich gegebenenfalls zwischendurch einmal ausruhen und Kräfte sammeln zu können.

Überhaupt kann es sein, dass Sie Pausen zwischen all den Aktivitäten brauchen und bitte genehmigen Sie sich diese auch. Sich schon am Morgen zu verausgaben bringt niemandem etwas und kann Ihnen den Tag auch noch dazu ruinieren.

Haare waschen: dies können deshalb auch viele MS`ler nicht während des Duschens erledigen, sondern müssen es gesondert tun, oder sich helfen lassen. Zum Bürsten gibt es spezielle Haarbürsten mit verlängertem Griff.

Wenn Sie bei heißem Wetter Baumwollsocken anziehen müssen, streuen Sie etwas Talkpuder hinein. Sie können so leichter hineinschlüpfen. Spezielle Strumpf-Anzieher und Strumpfhosen-Anzieher erleichtern ebenfalls.

Knöpfe zu schließen, kann schwierig sein: ersetzen Sie diese durch Klettverschlüsse oder verwenden Sie eine „Knöpfhilfe".
Um Problemen mit Reißverschlüssen vorzubeugen, können Sie an diesem einen Ring befestigen (lassen), um den Reißverschluss mit einem Finger öffnen und schließen zu können. (auch mit Klettverschluss kann die Kleidung noch genauso aussehen: einfach das Knopfloch schließen und den Knopf darüber annähen.). Und nehmen Sie für

die verschiedenen Alltagshilfen, wie für Knöpfhilfen oder für Ringe an Reißverschlüssen, nur griffige, große und breite Materialien.

Es gibt ein Hilfsmittel: den „Knopfschließer" – dieser hilft beim Zu- und Aufknöpfen. Oder die „Knöpfhilfe und Reißverschlusshilfe".

Weibliche MS'ler haben oft Probleme beim Anziehen ihres BHs. Wenn man etwas umdenkt, könnte es eher klappen: Haken Sie ihn erst vorne ein und dann drehen Sie ihn nach hinten. Danach können die Träger über die Schultern gezogen werden. Zum Ausziehen des BHs gehen Sie in der umgekehrten Reihenfolge vor.

Bei **Koordinationsproblemen** oder Zittern: wählen Sie bequeme Kleidung aus elastischen Stoffen mit großen Knöpfen, Reißverschlüssen oder Klettverschlüssen.

Schuhe sind bei feinmotorischen Problemen lieber ohne Schnürbänder empfehlenswert (wie z.B. Mokassins) bzw. Schuhe mit Klettverschluss, Reißverschluss oder Elastikbändern. Ein Schuhlöffel, Stiefelknecht, Schuh-Auszieher und so weiter sind eine wunderbare und einfache Hilfe.

Schminken:

Je nach bestehender Feinmotorik und vor allem je nach Belieben kann Schminken zur geliebten oder gehassten Routine werden. Denn Sehstörungen können dies verhindern oder erschweren, ebenso aber auch die Feinmotorik oder Kraftlosigkeit.

Für Sehgeschwächte gibt es spezielle „Schminkbrillen", in denen jeweils die einzelnen Gläser auswechselbar, beziehungsweise herausnehmbar sind. Dies hilft, um mit dem einen Auge zu sehen, was man am anderen Auge gerade veranstaltet - wie zum Beispiel einen Lid-strich ziehen oder Wimperntusche auftragen. Wenn das eine Auge fertig geschminkt ist, tauscht man das Glas aus und widmet sich dem anderen Auge.

Sich nicht freihändig zu schminken, sondern sich auf einer Unterla-ge abzustützen, kann dem Arm und der Hand Sicherheit vermitteln. Umgekehrt kann ein Abstützen aber auch zu einem Tremor führen – das müssen Sie ausprobieren. Ebenso ob man sitzt oder steht, sich anlehnt oder gar kniet. Scheuen Sie sich nicht, eine für Sie sinnvolle und möglichst beste Position heraus zu finden.

Dies gilt übrigens für alle Aktivitäten. Denn es gilt immer, so wenig Energie wie möglich zu OPFERN und auch so wenig wie möglich Kraft zu investieren.

✓ Generell ist es immer wichtig, dass sich jeder Betroffene gut beobachtet und reflektiert, um herauszufinden, was für IHN zu anstrengend ist.

Mir fällt es beispielsweise schwer, während der Autofahrt als Bei-fahrer längere Zeit das Navy in den Händen zu halten. Das war auf der Rückfahrt eines Urlaubes leider einmal notwendig, da die Halte-rung defekt war. Das Halten hat mich so überanstrengt und mir solche Spastiken beschert, dass eine Fatigue samt tauben Gliedmaßen noch hinzukam. Zu spät habe ich das registriert und das Navy anderweitig untergebracht. Wenn man solche „Undinge" von sich und seinem Körper weiß, kann man sich schützen und gleich eine andere Lösung suchen (beispielsweise die Handtasche auf den Schoß nehmen und das Navy darauf so zu positionieren, dass es der Fahrer ebenfalls erkennen kann). Dieses Beispiel erscheint lächerlich – es zeigt aber auf, welche Kleinigkeiten uns außer Gefecht setzen können.

Ebenso weiß ich, dass ich nicht mehr wie früher vor einer Party ge-rade noch einmal „schnell duschen" gehen und mir die Haare richten kann. DAS ist zu viel - Duschen morgens… Haare machen mor-gens… und abends notfalls einen Zopf machen: das ist mein Party-Outfit, wenn ich die Feier einigermaßen genießen können möchte. Hier ist Eitelkeit fehl am Platz. Ich erinnere mich an eine Silvesterparty, die ich aus genau diesem Grund zur Hälfte auf der Couch liegend im Nebenzimmer verbringen musste.

Prinzipiell gilt, sich für sein Vorhaben im Bad genügend Zeit einzuplanen - denn wir brauchen eine Erholungszeit nach diesen Dingen, damit wir wieder aktiv werden können. Das sollte man schon im Vorneherein berücksichtigen.

SEHEN: Zum Aufsetzen gibt es noch eine Brillenvorsetzlupe mit Klemmvorrichtung, Lupen und eine Fernsehbrille, oder zum Beispiel eine Küchenwaage mit Sprachausgabe, Sprechende Armbanduhren und Sprechende Funkweckuhren.

Morgendliche Routine:

Kaffee-Pulver: ein einhelliges Auflachen ertönt unter MS`lern, wenn es zum Thema des Einfüllens des Kaffeepulvers in die Kaffeemaschine kommt: Pulver... lauter kleine Teilchen... auf einem Löffel oder Plastik-Kaffee-Portionierer aus der Vorratsdose hinaus in den Filter der Kaffeemaschine zu transportieren: das ist gelebte Ergotherapie am Morgen.

Mein Mann und ich haben uns vor langer Zeit schon eine Kaffee-Pad-Maschine gekauft, in die man nur die Pads einlegen muss. Und das ist je nach Tagesform schon ein besonderes Unterfangen, denn es beinhaltet immerhin: den Schrank öffnen, den Behälter öffnen, den Pad hinausfischen (zugreifen und zielen), diesen in die Kaffeemaschine zu legen, den Deckel zuzudrücken, eine Tasse darunter zu stellen (Schrank öffnen, Tasse hinausnehmen = Zielen, Griff erwischen, festhalten, transportieren, abstellen und dann auch noch die Geistesgegenwärtigkeit zu besitzen, die Maschine auch einzuschalten, in der Hoffnung, man habe vorher Wasser eingefüllt).

Ein Comic? Nein – Alltag mit MS!

Alltag mit kognitiven Leistungsstörungen, die dazu führen können, dass man die Maschine anstellt, ohne Wasser eingefüllt zu haben, oder ohne den Kaffee-Pad eingelegt zu haben, oder ohne eine Tasse darunter gestellt zu haben... UND SO WEITER!

Ganz ehrlich: ich bin morgens manchmal schon froh, wenn ich einen fertigen, sowie trink – und genießbaren Kaffee samt Kaffeetasse in der Hand halte. Stolz bin ich, denn ich habe bis zu diesem Zeitpunkt schon Vieles geschafft: Aufstehen, Duschen (und so weiter), anziehen, Treppe hinunter gehen... Wen wundert es, wenn wir uns danach erst einmal hinsetzen müssen? ☺

Ich nehme es mit Humor, aber wenn mir trotzdem fast täglich irgendetwas an dieser Routine nicht gelingt, ist es immer wieder ärgerlich und auch erniedrigend.

Sich abends eventuell schon den Kaffee für den nächsten Tag vorzubereiten (das heißt also, all diese Arbeitsgänge insoweit vorzubereiten, dass man die Maschine morgens nur anzustellen braucht), ist eine Alternative, die viele MS`ler beherzigen. Aus unerfindlichen Gründen ist man manchmal sogar abends fitter für solche Aufgaben, als morgens.

Dieses Beispiel lässt sich auf Vieles übertragen:

✓ **Vorbereitung ist das A und O der MS-Routine**
und erleichtert den Alltag ungemein.

Nachdem ich meinen Kaffee getrunken und erst einmal entspannt und mich ausgeruht habe, möchte ich ja auch etwas frühstücken. Nächster Akt im Routine-Alltag. Hier ist es individuell unterschiedlich, welcher Frühstücks-Typ Sie sind. Aus Kraftlosigkeit und Verzweiflung habe ich auch schon Kekse gefrühstückt. Auch hier kann man eventuell abends etwas vorbereiten, oder sich, wenn möglich, helfen lassen.

Überdenken Sie einmal, wenn Sie in diesem Bereich Probleme haben, WIE Sie sich diesen Punkt erleichtern könnten – wann ist die für Sie beste Zeit zum Vorbereiten des Frühstücks (vielleicht abends schon ein Brot bestreichen?), wie bewahrt man es entsprechend (frisch) auf, oder isst man Cornflakes mit Milch? – Das ist kein riesengroßer Aufwand und doch ist es wieder eine motorische Leistung.

Wer nicht allein lebt, hat immer den Vorteil, den Mitbewohner mit einbeziehen zu können. Seien es kleine vorbereitende Hilfsleistungen, oder mal einen Wäschekorb zu tragen, Schränke einzuräumen, oder auch andere Dinge, die Ihnen im Alltag wichtig sind.

Frühstück ist also ebenfalls ein zu beachtender Moment, der gut vorbereitet sein sollte, beziehungsweise gut organisiert werden muss, um die so notwendigen Kräfte zu schonen.

Sollten Sie über genügend Kraft verfügen spricht natürlich niemals etwas gegen einen höheren Kraftaufwand – das wissen Sie aber selbst am besten.

Wenn ich morgens nach dem Duschen meinen Cappuccino zubereite, dann bereite ich auch alles für meine „Schaltzentrale" im Wohnzimmer auf der Couch vor: Hier schalte und walte ich ☺. Hier schreibe und telefoniere ich. Ja, teilwiese lebe ich hier stundenlang, weil mich meine Fatigue daran hindert, andere Dinge zu tun.

Neben mir steht ein kleines Tischchen mit Getränken, Büchern und Zeitschriften, auf der anderen Seite liegen mein Handy und mein Laptop parat. Dort kann ich tatsächlich rein theoretisch viele Stunden zubringen. Ich brauche das körperliche Ausruhen nach dem Aufstehen und Duschen und verbinde diese dann nutzbringend mit meiner Schreibarbeit – Facebook, meinen Mails und dem Schreiben von Texten.

Dann entscheide ich, wann ich Gassi gehe und wie weit - und wie ich meinen weiteren Tag gestalten könnte. All das meinen HEUTIGEN Ressourcen angepasst.

Natürlich läuft auch nicht jeder Tag gleich ab, ich gehe mit Freundinnen frühstücken oder habe morgens Termine. Aber dieses Beispiel erklärt, wie man kräfteschonend in den Tag starten kann.

Weiter hinten im Buch stelle ich noch gesondert spezielle Hilfsmöglichkeiten vor.

EINKAUFEN:

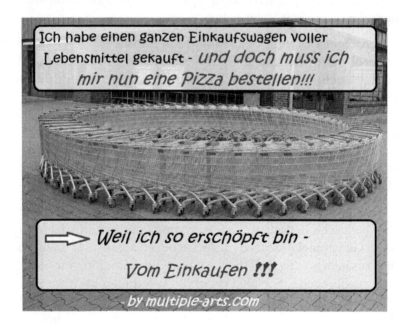

Einkaufen im Discounter – das ist für mich eine so erschöpfende Tätigkeit, dass ich versuche, sie zu vermeiden. Dies ist schwierig, wenn man Hunger hat und Toilettenartikel benötigt ☺ Also setzt es wieder eine gute Planung voraus.

Bei mir hat es sich als sinnvoll ergeben, dass ich nach meiner Physiotherapie, die mich nicht erschöpft, sondern mir gut tut (ich weiß aber, dass das bei den wenigsten MS´lern so ist) auch meinen Einkauf mache. Denn der Aufwand, sich anzuziehen und außer Haus zu gehen, ist damit schon erledigt und ich bin dann schon mal unterwegs. Allerdings entscheide ich jedes Mal aufs Neue, ob ich es mir nach der KG noch zutraue.

Ohne Einkaufsliste gehe ich niemals einkaufen, da ich mich nie an all das erinnern kann, was ich einkaufen wollte. Nie. ☺

Um Kraft und unnötige Rennerei zu sparen, lohnt es sich, die Liste der benötigten Dinge so auf den Einkaufszettel zu listen, wie man die Gänge des Einkaufladens abgeht. Somit muss man nicht kreuz und quer oder wiederholt Wege gehen.

Genauso ist es mir zur Gewohnheit geworden, vorher zu kontrollieren, ob ich genügend Geld eingesteckt habe und sich das Portemonnaie auch in meiner Handtasche befindet (auch hierfür kann man sich Notizzettel schreiben und diese abhaken).

Einkaufen ist ein Kraftaufwand: körperlich und geistig.

Körperlich, weil es anstrengend ist zu laufen, Dinge aus den Regalen zu holen, sich zu strecken und zu bücken, das Gleichgewicht zu halten, den Wagen zu schieben und so weiter.

Geistig, weil Einkaufen eine völlige Reizüberflutung darstellen kann: hektische Betriebsamkeit, zu warme oder zu kühle Läden, grelles Licht, Gewimmel, Lautstärke, Gerüche und dabei ist dann auch – noch zusätzlich zum GEHEN – volle Konzentration gefordert. Erinnerungsstörungen, Sprachstörungen, Wortfindungs-Störungen und Vieles mehr erschweren einen „ganz normalen" Einkauf zum Teil so sehr, dass man es kaum noch zur Kasse schafft. Und diese stellt ja ebenfalls noch einmal eine Hürde da: in der „Geschwindigkeit" der Kassiererin die Dinge wieder in den Einkaufswagen legen, bevor man sie vorher zittrig auf das Band gelegt hat … Bezahlen kann zum Horror werden, wenn man schon so leer im Kopf ist, dass man nicht mehr „1 und 1" zusammenzählen kann. Wie oft habe ich mich an der Kasse stehend geschämt, weil ich wirklich einfach nur noch kopflos und überfordert war, oder kaum noch antworten konnte, geschweige denn in der rasenden Geschwindigkeit mit tauben und zittrigen Händen die Lebensmittel in den Wagen legen konnte. Das ist wieder ein Symptom, das man nicht sieht und deshalb auch wenig Verständnis erfährt....

Dass man beispielsweise einen an der Kasse aufgeplatzten Jogurtbecher nicht austauschen möchte, weil man dann ja noch einmal den ganzen Weg von der Kasse aus zurück gehen müsste – das versteht sich von selbst.

Das alles darf man nie unterschätzen. Denn für manche MS`ler (je nachdem wo ihre Entzündungsherde liegen) kann es einem Unding gleichkommen, gleichzeitig zu laufen oder zu stehen **und** zu reden.

Dementsprechend sollte man diesen Akt also wirklich gut vorplanen und durchorganisieren:

Gerade wenn es um verderbliche Nahrungsmittel geht, ist ein gutes Planen notwendig. Denn wie oft verlässt uns die Kraft beim Einkaufen und WIR wissen: „Nun muss das Ganze noch nach Hause transportiert und dort aus – und eingeräumt werden!". Darum ist es möglicher Weise sinnvoll, nur so viele Lebensmittel zu kaufen, wie man sie auch selbst noch tragen kann.

Deshalb sollte man schon beim Einräumen ins Auto mit der Planung beginnen:

-   verschiedene Einkaufskörbe:

Einen Korb für die schweren Dinge, die nicht unbedingt in den Kühlschrank müssen (das heißt, sie können notfalls im Auto bleiben und man hat deshalb keinen Stress damit, sie möglichst schnell in die Wohnung bekommen zu müssen).

Den Zweiten für die Lebensmittel, die unbedingt in den Kühlschrank oder in die Gefriertruhe - und damit sofort ausgeräumt werden **müssen**!

-   Waschmittel, Weichspüler und Getränke kann man immer extra stellen, denn sie erschweren erstens jeden Korb und man kann sie (sofern die Kraft es zulässt), einzeln ins Haus tragen.

Dort kann man sie auch getrost erst einmal irgendwo abstellen und später, nach der Ausruh-Phase dann wegräumen.

Man sollte gegebenenfalls wirklich Einkäufe, die nicht verderblich sind, einfach im Auto stehen lassen und nach und nach mit ausräumen. Stress wäre hier unangebracht. Ich bin auch schon mal 3 Tage lang mit Getränkekisten im Kofferraum herumgefahren ☺

Ein weiterer Tipp ist, die Einkäufe aus dem Einkaufswagen im Sitzen in sein Auto zu räumen: Heckklappe auf, Hinsetzen und eins nach dem anderen aus dem Einkaufswagen nehmen und in die vorbereiteten Kisten verstauen. Das schont die Beine etwas, sowie den kompletten Energie-Haushalt.

In der Wohnung angekommen, sollte man alles, das im Kühlschrank gelagert werden muss ausräumen. Oft geht dann bei mir schon gar nichts mehr und ich brauche eine lange Pause – sich danach erst einmal hinzusetzen und etwas zu trinken kann sehr hilfreich sein. Es eilt ja nicht und der Rest kann auch später noch ausgeräumt und verstaut werden.

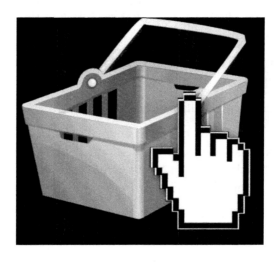

Zusammenfassung:

- **Verderbliche Lebensmittel:**

  Ordnen Sie beim Einkaufen alle zu kühlenden oder tiefgekühlten Lebensmittel zusammen in einen Korb ein. So müssen Sie zu Hause nur diese Produkte direkt aus – und wegräumen. Der Rest kann liegen blieben, bis Sie sich ausgeruht haben.

- **Einkaufslisten**

  Eventuell wöchentlich einen Koch-Plan erstellen und die zu benötigten Lebensmittel aufschreiben.

  Gliedern Sie die Einkaufsliste nach Prioritäten. So können Sie sicher sein, dass Sie die wichtigsten Dinge gekauft haben, falls Sie zu müde werden um weiter einzukaufen.

  Schreiben Sie die Liste in der Reihenfolge, wie sie im Laden angeordnet sind.

- **Brille:**

  Bei Sehschwierigkeiten: Nehmen Sie Ihre Brille oder auch ein Vergrößerungsglas (Lupe) mit – diese können Sie beispielsweise an einer Kette oder einem Band um den Hals hängen. Sie können so leichter verschiedene Artikel miteinander vergleichen. Eventuell können Sie diese auch generell in Ihrer üblichen Einkaufstasche/Korb platzieren.

- **Internet-Shoppen oder „Bring-Service"**

  Es gibt mittlerweile, außer dem Internet-Einkauf, auch die Möglichkeit, bei örtlichen Läden Lebensmittel und andere notwendige Produkte zu bestellen. Die Ware wird Ihnen für einen kleinen Aufpreis direkt nach Hause geliefert.

Erkundigen Sie sich beim nächsten Einkauf, oder fragen Sie Nachbarn.

- Der **Einkaufs-Chip** für den Einkaufswagen sollte griffig und nicht glatt sein: ihn mit Spastiken oder tauben und kraftlosen Händen wieder aus dem „Schloss" heraus zu ziehen, kann zu einem nicht zu bewältigendem Kraft – und Feinmotorik-Akt werden.

Türen aufschließen:

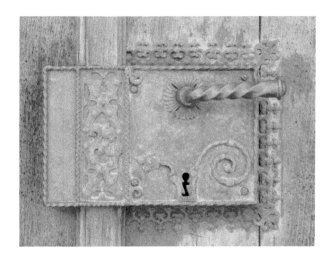

Schon für gesunde und motorisch geschickte Menschen ist das Spiel „Schlüssel in das Türschloss stecken" nicht ganz so einfach. Ein Gehandicapter, sei es mit körperlichen Einschränkungen oder Symptomen wie Zittern und Kraftlosigkeit, hat eine Meister-Aufgabe vor sich, wenn er seine eigene Wohnungstür aufschließen möchte. Noch dazu, wenn dies beispielsweise nach einem an sich schon überaus anstrengenden Einkauf geschehen muss und man auf Grund der Anstrengung weder auf seine normale Koordination, noch auf seine Kraft und Feinmotorik zurückgreifen kann, da sie mitten im Stress verschollen ging.

Bei zittrigen oder unruhigen Händen kann man zum Beispiel die linke Hand, oder den Daumen, wie eine Einfädelhilfe vor das Schlüsselloch legen und den Schlüssel so darauf positionieren, dass man ihn „nur" noch ins Schloss schieben muss. So lässt sich jede Tür leichter öffnen und man rammt nicht ständig am Schlüsselloch vorbei. ☺

Spezielle Schlüsseldrehhilfen erleichtern ebenfalls das Aufschließen. (Dazu im Kapitel II mehr Einzelheiten).

Shoppen oder Ausgehen

Hier gilt es ebenfalls, sich gut vorzubereiten und einzuteilen. Organisation ist alles!

Für Betroffene mit eingeschränkter Gehfähigkeit kann ein Rollstuhl wahre Wonne bedeuten und ein Rollator kann als Stütze und auch Sitzgelegenheit dienen. Ein Rollator hilft zudem dabei in der Spur zu bleiben und man muss sich nicht noch zusätzlich auf das Geradeaus-Laufen konzentrieren. Die Sitzmöglichkeit und Gepäcktragehilfe hat man so immer dabei. Allein das Wissen um diese Möglichkeit macht es schon leichter.

Bei allen Ausflügen sollte man immer darauf achten, dass die Toiletten möglichst nicht allzu weit entfernt sind, damit man diese ohne „größere Unfälle" jederzeit erreichen kann. Es gibt Apps und Infos, wo sich zum Beispiel Behinderten-Toiletten befinden und ich kann nur empfehlen, sich einen sogenannten „**Euro-WC-Schlüssel**" zu besorgen. Diesen kann man theoretisch Europaweit nutzen, muss nie in einer langen Schlange anstehen und hat auch mehr Platz und Komfort auf der Behinderten-Toilette.

Man kann ihn über den kommunalen Selbsthilfe-Verein CBF Darmstadt unter folgender Internet-Adresse beziehen:

http://www.cbf-da.de/euro-wc-schluessel.html

Mit einer chronischen Erkrankung wie MS bekommt man ihn für derzeit 20 Euro recht problemlos.

Kurze Wege: Wenn man beispielsweise eine Zeitlang in einem Café gesessen hat, müssen sich meistens die Beine und Gelenke erst einmal wieder „sortieren" und "einlaufen". Auch deshalb ist es wichtig, sich immer für kurze Wege zu entscheiden.

Beim Gehen achtet man am besten schon im Vornherein darauf, dass man sich zur Not irgendwo festhalten, anlehnen oder abstützen kann. Auch wenn es nur eine Wand ist – sie unterstützt aber gleichzeitig auch unser Gleichgewichtssystem.

KÜCHE

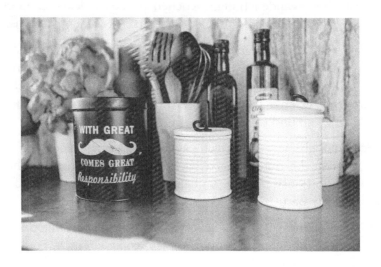

Kochen, Backen, Vorräte und Einfrieren

Kochen – hier sträuben sich mir an schlechten MS-Tagen schon die Haare!

Kochen bedeutet: stehen, konzentrieren, Feinmotorik (schneiden, rühren) und HITZE! Hitze aus dem Backofen, oder vom Herd. Das heißt bei mir zum Beispiel, dass „Herr Uhthoff" mit kocht – und ihn kann ich hier wirklich nicht gebrauchen. Und selbst wenn ich auf einem hohen Hocker im Sitzen koche, um mich zu entlasten, habe ich dabei dann leider das Gefühl, nicht richtig hantieren zu können.

Nun, um nicht zu verhungern, oder um nicht vom Pizza-Service zu leben, muss man ab und an einmal kochen ☺

Deshalb verwende ich beim Kochen vermehrt elektrische Hilfsmittel, wie elektrische Büchsenöffner oder Mixer/Küchenmaschine.

Was sich für mich in meinem mittlerweile kleinen Haushalt bewährt hat, ist VORKOCHEN! Ich koche eigentlich meistens für 2 Tage - somit habe ich einmal den Aufwand und doppelte Freude. Ich erwärme das essen dann in der Mikrowelle und ergänze eventuell noch eine Kleinigkeit und so weiter!

So handhabe ich es übrigens auch mit dem Backen von Kuchen oder Torten. An guten Tagen backe ich einfach einen Kuchen und friere ihn portionsweise ein. So hat man schnell einmal für sich selbst oder auch für Besuch einen Vorrat.

Ebenso friere ich mir manche verderbliche Lebensmittel in gewissen Abständen immer mal ein, damit ich, sollte ich nicht zum Einkaufen gekommen sein, oder etwas vergessen haben, einen Vorrat an Käse oder Wurst eingefroren habe. (Veganer verzeihen mir bitte meine Auswahl) ☺

Wie oft hat mich schon ein eingefrorenes und wieder aufgebackenes Brötchen gerettet!!!!

MS`ler, die ernsthafte Probleme mit der Feinmotorik oder auch schwere Sensibilitätsstörungen (oder taube Hände) haben, sollten keine wirklich scharfen Messer im Haushalt haben - beziehungsweise diese eventuell nicht selbst benutzen, da ihnen das Gefühl dafür fehlt, wie stark sie drücken, beziehungsweise schneiden müssen. Manch einem Betroffenen sind beim falschen Schneiden schon einige Fingerkuppen zum Opfer gefallen. Auf diese Fleischbeilage möchten sogar Nicht-Veganer verzichten ☺

Vielleicht ist es auch besser, lieber mehrere grobe Stücke zu schneiden, als kleinere und somit diffizilere Stückchen.

Kochfelder sind heiß!!!! Das vergessen wir komischerweise immer einmal. Viele MS`ler spüren es nicht, wenn eine Herdplatte heiß ist, aber sie verbrennen sich natürlich leider trotzdem.

Erhöhte Vorsicht ist bei kochendem Wasser oder Ähnlichem geboten: bedingt durch zittrige Hände und eine eventuelle allgemeine Tollpatschigkeit ist das Aufkochen von Flüssigkeiten ein ganz gefährlicher Zustand.

Dies gilt zum Beispiel ebenfalls beim Kartoffelabgießen: man muss wirklich sehr aufpassen, denn manchmal hat man einfach nicht die Kraft in den Händen, um den Topf zu halten - ein anderes Mal kippt er uns womöglich aus der Hand und wir übergießen uns mit dem kochenden Wasser.

Weiter Hilfen sind zum Beispiel spezielle

➢ Tellerranderhöhungen

➢ Besteckhalter

➢ Becher mit großen Griffen

➢ Spezielle Essbrettchen

➢ Zubereitungshilfen für Essbrettchen

➢ Deckelöffner

➢ Drehgriffe

➢ Flexible Flaschenöffner aus Gummi

➢ Greifhilfen

➢ Griffige Schraubverschluss-Öffner

➢ Flaschenhalter

➢ Schraubdeckelöffner

➢ Tuben-Aufroller

➢ Tellergreifer

➢ Digitale Haushaltsthermometer mit Sprachausgabe

➢ Einhand-Frühstücksbrettchen

➢ Pellkartoffelhalter

- Kartoffelschäler, Obstschäler
- Rutschfeste Unterlagen
- Schneidehilfen mit Führungsschiene
- Spültuchpresse

Ernährung:

Hier gibt es ganz viele verschiedene Ansätze und jeder, der für sich einen Weg gefunden hat, wird diesen als „DEN" Weg überhaupt ansehen.

Ich möchte mich dazu nicht äußern, zumal es genügend Literatur gibt. Aber ein paar Dinge gleichen sich in allen für MS empfohlenen Ernährungsformen und diese möchte ich kurz erwähnen.

Neben Fisch liefern verschiedene Pflanzenöle die hochwertige Alpha-Linolsäure. Einen positiven Einfluss auf die Gesundheit haben auch die Vitamine A, C und E, sowie die Spurenelemente Kupfer, Selen und Zink. Die Vitamine A, C und E wirken als Radikalfänger und vermindern die Bildung von Entzündungsbotenstoffen. Die Spurenelemente Selen, Kupfer und Zink sind wichtige Bestandteile entzündungshemmender Enzyme.

Ein paar Tipps zu frischen Lebensmitteln:

- Beim Kauf von Obst und Gemüse ist es immer besser, lose Ware zu kaufen, da sich so kein faules Stück unterschummeln kann. Die Ware muss frisch aussehen und es sollten keine faulen Blätter dabei sein. Schnittstellen sollten immer hell aussehen und feucht sein.

Um immer frisches und wenig behandeltes Obst und Gemüse zu essen, können Sie Ihren Speiseplan nach der Saison richten. In unserer Region gibt es zu jeder Jahreszeit leckeres und wertvolles Obst und Gemüse. Die Ware hat keinen langen Transportweg hinter sich. Sie können davon ausgehen, dass sie reif und frisch ist.

- ✓ Eingefrorenes Gemüse (oder auch Obst), das man im Lebensmittelladen erhält ist ebenfalls frisch und gesund hat oft sogar bessere Nährwerte als Obst und Gemüse, das schon tagelang im Gemüsefach des Laden liegt und kaum noch Vitamine aufzuweisen hat.

- ✓ Von Dosen - Obst und - Gemüse wird eher abgeraten. (aluminiumlastig!). Gemüse im Glas ist wiederum besser, als das in Dosen aufbewahrte.

- ✓ Um ganz sicher gehen zu können, um gute Qualität zu erhalten, sollte man direkt beim Erzeuger kaufen.

- ✓ Verbrauchen Sie frische Waren in den nächsten Tagen, da sonst wertvolle Inhaltsstoffe verloren gehen können.

- ✓ Lagern Sie Obst und Gemüse am besten kühl und dunkel.

- ✓ Manches Gemüse verträgt sich nicht miteinander. Tomaten müssen getrennt von Brokkoli und Gurken gelagert werden. Kälteempfindliche Produkte, wie zum Beispiel Tomaten, Gurken, Zucchini, sollten Sie im Gemüsefach des Kühlschranks lagern. Zitrusfrüchte und Bananen sollten nicht im Kühlschrank aufbewahrt werden. Bananen werden sonst häufig unansehnlich braun und matschig.

Zusammenfassung:

- **Sitzen in der Küche beim Arbeiten**

Um Kraftlosigkeit und Erschöpfung vorzubeugen, ist es besser, sich hinzusetzen um Mahlzeiten zuzubereiten oder Geschirr abzuwaschen.

Beispielsweise kann ein Bürostuhl mit 5 Rollen, oder auch eine Art Barhocker (mit Schräge) helfen, um unnützes Aufstehen zu vermeiden. (Wenn Sie die Möglichkeit haben, richten Sie sich verschieden hohe Arbeitsflächen ein, um eine gute Haltung zu bewahren. Ebenso verhält es sich mit für Sie unangebracht hohen oder niedrigen Schränken. Aber natürlich ist das auch nicht immer finanziell zu leisten.)

- **Kraft schonen: schieben statt heben**

Schieben Sie einfach schwere Gegenstände auf der Küchenablage hin und her, anstatt sie mit Kraftaufwand hochzuheben.

- *Organisieren*

Sammeln Sie alle Zutaten zusammen und setzen Sie sich erst dann für die Zubereitung hin.

- **Drehverschlüsse**

Wir hassen Drehverschlüsse und andere fest verklebten Packungen. Versuchen Sie zur besseren Griffigkeit einen Gummihandschuh anzuziehen oder einen dicken Gummi um den Verschluss zu winden bevor Sie ihn aufdrehen.

Bei größeren oder auch besonders hartnäckigen Verschlüssen, (wie beispielsweise Konfitüren - oder Gurkengläser), können Sie ein stumpfes Messer unter den Metallverschluss einführen und mit einer leichten Drehbewegung das Vakuum auflösen. Manchmal hilft es auch, die Gläser einfach auf den Kopf zu stellen und mit der flachen Hand auf deren Boden schlagen. Dies alles setzt allerdings voraus, dass Sie mit IHRER Motorik und Kraft in der Lage dazu sind....

- Helfer Küchenpapier

Kleine Unfälle, Schusseligkeiten – welcher MS`ler kennt das nicht? Halten Sie in der Küche und am Esstisch am besten immer eine Rolle Küchenpapier in Reichweite. So kann Verschüttetes ohne aufzustehen behoben werden.

- Geschirr einweichen

Geschirrspülen oder Vorspülen ist ein hoher und oft unnötiger Kraftaufwand, den man sich sparen kann: Schüsseln, Töpfe und Pfannen vor dem Abwaschen einfach einweichen. Oft muss man sich ja nach dem Kochen und anschließenden Essen sowieso wieder hinlegen – in dieser Zeit kann das schmutzige Geschirr einweichen.

Für Angebranntes: streuen Sie eine dicke Salzschicht darauf.

Benutzen Sie Aluminium - oder Backfolie auf Backblechen.

Sparen Sie auch beim Tischdecken unnötigen Aufwand: benutzen Sie Gefäße, die Sie vom Herd auf den Tisch bringen können. Um den Tisch nicht zu beschädigen, kann man spezielle Tischsets darunter stellen. Reste kann man einfach mit Plastik- und Alufolie zudecken. Sie haben so auch deutlich weniger abzuwaschen.

✓ Miteinander

Wenn möglich, lassen Sie sich in der Küche von Kindern und dem Partner helfen. Es ist wichtig, dass Sie kommunizieren, dass Sie diese Hilfe benötigen. Kinder und Partner von Betroffenen kennen das ja auch aus anderen Situationen im MS-Alltag. Selbst wenn das Ergebnis am Anfang nicht perfekt ist, nehmen Sie sich die Zeit, ihnen einfaches Kochen beizubringen. Seien Sie nachsichtig und behalten Sie Ihren

Humor. Oft ergeben sich neue Gemeinsamkeiten und eine gute Gelegenheit zum familiären Zusammensein.

- Helfershelfer

Ersetzen Sie gegebenenfalls alte „rutschige/glatte" Küchenutensilien. Große, gepolsterte, rutschfeste Griffe sind griffiger für taube oder zittrige Hände. Wichtig ist auch, dass sie leicht zugänglich aufbewahrt sind.

- Stabilisieren beim Umrühren

Töpfe oder Schüsseln rutschen auf der Arbeitsfläche schnell hin und her und oft kann man sich mit der anderen Hand nicht behelfen. Stabilisieren Sie diese auf der Küchenablage, indem Sie einfach ein feuchtes Handtuch oder Ähnliches darunter legen - so können Sie ohne große Anstrengung rühren oder auch pürieren.

- Kühlschranktür öffnen

Je nach Beeinträchtigung hat man Mühe, den Kühl- oder Tiefkühlschrank zu öffnen. Dafür gibt es eine recht einfache Lösung, wenn Ihnen das körperlich möglich ist: Stecken Sie einen Finger zwischen die Dichtung und die Türe, so dass sich das Vakuum löst und die Tür leichter aufgeht.

- Käsepackungen und Ähnliches:

Eine Packung Käse zu öffnen kann so anstrengend sein, dass wir – ob wir es nun aufbekommen oder nicht – schon keine Kraft mehr zum Essen haben. Ich versuche es immer wieder – einfach auch, um meine Feinmotorik zu schulen. Aber wenn ich es nicht hinbekomme, die Verpackung problemlos zu öffnen, nehme ich eine Schere zur Hand und werde grob ☺ An schlechten Tagen greife ich direkt zur Schere und verpacke den Käse anschließend dann lieber anderswo.

- **Servierboy**

Energie sparen steht im Vordergrund: Verwenden Sie einfach einen Servierboy (kleiner Wagen auf Rollen) wenn Sie mehrere Dinge transportieren oder schwere Sachen hin - und her bewegen müssen.

Dies lässt sich im kompletten Haushalt umsetzen.

- **Küchengeräte**

Lassen Sie Küchengeräte wie Kaffeeautomat, Toaster, Mixer und was Sie sonst noch ständig benutzen, leicht zugänglich in der Küche stehen. Hier muss man eventuell Abstriche an die „Ordnung" und die Deko machen, aber es geht um SIE, um IHRE Energie und Kraft!

- **ZEIT sparen**

Sparen Sie sich Zeit und Arbeit: Decken Sie beim Ausräumen des Geschirrspülers gleich den Tisch für die nächste Mahlzeit, oder stellen Sie das entsprechende Geschirr schon in der Küche parat. So entfällt doppeltes Ein – bzw. Ausräumen.

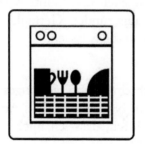

Ein schöner Abend mit lieben Freunden

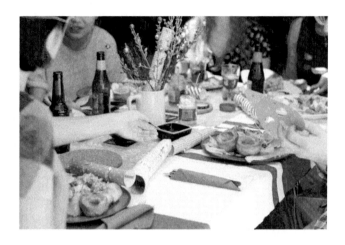

Ach ja, das ist so eine Sache für sich. Früher liebte ich es, Gäste bewirten zu können, sie zu umhegen und zu verwöhnen. Die Tischdekoration war auf die restliche Zimmer-Deko abgestimmt, die Tafel war festlich gedeckt und ich tischte mehrere Gänge auf. Ich sprudelte vor Kreativität und Lebendigkeit und blühte regelecht bei solchen Events auf. Kerzen wurden angezündet, Getränke bereitgestellt – alles war perfekt: das Ambiente und das Essen.

Das war einmal.

Jetzt bedeutet solch ein Abend tagelanges Energie-Management im Vorfeld und ebenso im Nachhinein. Das Anzünden der Kerzen kann mich schon so erschöpfen, dass ich mich ausruhen muss. NUR das Anzünden der Kerzen!

Hier ist noch nicht miteinbezogen, dass ich ja vorher

- Geputzt haben muss
- Eingekauft haben muss
- Mehrere Gänge gekocht haben muss
- Evtl. die einzelnen Gänge entsprechend vorbereitet haben muss
- Den Tisch gedeckt haben muss
- Die Küche wieder in Ordnung gebracht haben muss
- Mich „schick" gemacht haben wollte
- Alles Drumherum organisiert haben muss
- Getränke gekühlt haben muss
- Den Sekt bereit gestellt haben muss
- Und und und….

Partys ausrichten war mein Hobby. Es war wirklich für mich einfach wundervoll: ich hatte all meine Lieben um mich herum und fühlte mich schlicht und ergreifend wohl und lebendig – lebensnah…

Ich schreibe das so detailliert, um aufzuzeigen, WAS alles nötig ist, um so einen Abend ausrichten zu können.

Mit MS ist das ANDERS!

Vorweg möchte ich schon einmal sagen, dass ich (bis vor kurzem) seit mehreren Jahren keinen solchen Abend mit Freunden mehr ausrichten konnte, weil mich meine Fatigue zu sehr im Griff hatte. Mittlerweile, da ich ohne Basis-Therapie bin, geht es mir diesbezüglich besser und ich traue es mir in einer guten Phase durchaus zu – zumal auch meine Erwartungen nicht mehr so hoch sind: Eine Hauptspeise und ein kleiner, eventuell nicht selbstgemachter Nachtisch, tun es auch.

Ich bin in dieser Zeit dazu übergegangen, unsere Freunde zum Kaffeetrinken einzuladen. Das hatte den Vorteil, dass ich auf Grund der Fatigue mittags erstens noch fitter war als abends und ich zweitens deutlich weniger Vorbereitung hatte. Kuchen kann man auch eher schon einmal ein bis zwei Tage vorbacken und so habe ich es mir immer eingeteilt, dass ich am Tag des Besuchs gar kein Backen mehr zu leisten hatte, sondern NUR noch die übliche Vorbereitung für Besuch.

Deshalb sollte man im Vorfeld überlegen, was man mit seinen Kräften und Möglichkeiten möglichst energiesparend hinbekommt. Eine Zeitlang gab es grundsätzlich bei uns zu abendlichen Besuchen nur etwas vom Italiener und interessanter Weise hatte kein Besuch ein Problem damit. Ich habe es im Vorfeld kommuniziert und auch erklärt, warum das so ist. Einen Nachtisch (das ist etwas, was mir mehr Freude bereitet) hatte ich immer gerne selbst vorbereitet und somit wurde die ganze Sache erst abgerundet. Man muss nicht der perfekte Gastgeber sein – wirklich nicht. Es geht darum, mit lieben Freunden zusammen zu sein, den Abend zu genießen und ein Miteinander zu haben und zu spüren – da ist es wirklich egal, welches Essen es gibt. Es geht ja schließlich um das Beisammensein. Unsere Freunde haben das anstandslos hingenommen – vielleicht waren sie auch froh, sich nicht meinen Kochkünsten ausgesetzt zu sein. ☺

Auch für ein Abendessen lässt sich gut etwas vorbereiten, wenn man es dann möchte. Aufläufe beispielsweise lassen sich komplett vorbereiten, eventuell sogar schon vorbacken und müssen dann nur noch einmal kurz in den Ofen geschoben werden. Lasagne, Suppen und Ähnliches bieten sich ebenfalls an.

Einen frischen Salat kann man morgens schon zurecht zupfen/schneiden, die Soße getrennt dazu vorbereiten und erst mit dem Salat vermengen, wenn die Gäste da sind – oder kurz zuvor.

Man könnte sogar einen Teil der Salatzutaten schon am Tag zuvor verarbeiten. Salate wie Kartoffel – oder Nudelsalat schmecken sowie oft besser, wenn sie schon am Tag zuvor zubereitet würden. Vorspeisen lassen sich ebenfalls oft sehr einfach einen Tag vorher zubereiten und im Kühlschrank aufbewahren.

Das Dessert kann auch ein Kuchen sein, den man entweder einige Tage zuvor backt, oder gar auf dem Vorrat der eingefrorenen Torten zurückgreift.

Seien sie kreativ an Möglichkeiten. Der Qualität des Essens muss das keinen Abbruch tun!

Putzen, Staubwischen und so weiter kann man auch am Vortag in Ruhe erledigen. Selbst den Tisch kann man schon einen Abend vorher eindecken. Man muss sich lediglich von Konventionen lösen und trennen und auf den gesunden Menschenverstand vertrauen.

Ich habe auch früher schon, als ich nach „fit" war, immer gut vorbereitet, denn ich mag es nicht, dass die „Hausfrau" in der Küche steht, wenn Besuch da ist. Mir ging es schon immer hauptsächlich um das Zusammensein. Von dieser Zeit profitiere ich natürlich noch, denn das Vorbereiten war dazu einfach notwendig. Ich möchte lieber bei meinen Gästen sein.

Wie gesagt: ich habe selbst einige Jahre auf das große Bewirten verzichten müssen, da mir das alles zu viel war. Es ist nicht nur die Vorbereitung, sondern man möchte den Abend auch wirklich genießen und man möchte am Tag danach kein Häufchen Elend sein, das von Fatigue und anderen Symptomen gezeichnet ist. Ein gesundes Abwägen ist auch hier notwendig.

Wir sind in dieser Phase dann auch mal mit Freunden essen gegangen – dann hatte keiner Arbeit, oder sehr liebe Freunde haben uns zu sich nach Hause eingeladen und uns einfach verwöhnt.

Wichtig ist, dass man sein Problem kommuniziert. Freunde können nichts verstehen, wenn sie nicht Bescheid wissen. Information ist alles – nur so kann man auch Verständnis entgegen gebracht bekommen. Das gilt für alle nicht sichtbaren Symptome ebenfalls.

Also möchte ich Sie hiermit ermuntern, sich bewusst zu werden welche Bedürfnisse und welche Ansprüche und Erwartungen Sie an sich, solch einen Abend und auch an Freunde haben. Erst wenn man sich bewusst macht, was einem wichtig ist, kann man dies auch ausdrücken und seinem Gegenüber mitteilen. Das entschärft – sowohl in der zwischenmenschlichen Beziehung, als auch die Erwartungen, die oft überhöht sind, an sich selbst!

Es ist schade, wenn man auf solche Zusammentreffen verzichten müsste, nur weil man meint, man könne die Erwartungen – auch der anderen – nicht erfüllen.

Denken Sie immer daran: Sie SIND krank. Wären Sie gesund, hätten Sie dieses Problem nicht. Gute Freunde werden das verstehen und auch gar nichts anderes erwarten.

Das Gleiche gilt auch, wenn man selbst zu einer Party eingeladen ist und es eigentlich so üblich ist, dass man dort beispielsweise einen Nachtisch mit beisteuert. Meine wirklich guten Freundinnen entbinden mich mittlerweile dieser „Aufgabe", da es ihnen wichtiger ist, dass ich überhaupt erscheinen und dabei sein kann. Das war zwar für mich ein schwerer Prozess, aber meiner Fatigue zu Liebe habe ich es akzeptiert. Oder aber ich bereite zum Beispiel einen Kuchen/Torte vor, die dann entweder aufgetaut oder entsprechend vorher gebacken wird.

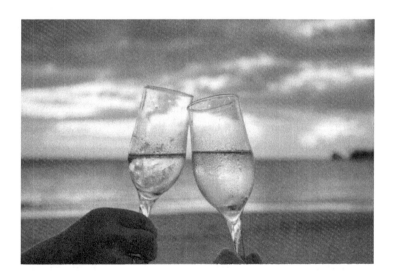

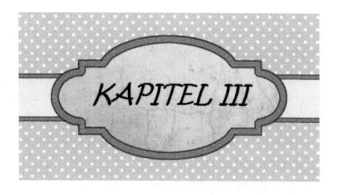

Noch mehr Tipps

Allgemeine Tipps

Wichtig ist bei Problemen welcher Art auch immer: Man kann mit dem „Partner" ein Zeichen vereinbaren, sei es eine winzige Handbewegung, oder das Wort „Fatigue", damit der Angehörige sofort signalisiert bekommt, dass es wieder „soweit" ist.

Ansonsten gilt:

- So viel wie möglich im Sitzen zu erledigen.

- Dinge, die man häufig braucht, sollte man gut erreichbar aufbewahren.

- Ausreichende Beleuchtung am Arbeitsplatz, sowie frische Luft sind energiefördernd.

- Zwischendurch leichte Dehn- und Entspannungsübungen durchführen.

- Hilfsmittel, wie einen langen Schuhlöffel bereithalten.

- Beim Kochen vermehrt elektrische Hilfsmittel wie elektrische Büchsenöffner oder Mixer verwenden. Manchmal lohnt es sich auch, gleich vorzukochen.

- Schlafen: verstellbare Betten, seitliche Balken zum Schutz gegen Herausfallen und Haltegriffe zur Verbesserung der Mobilität, sowie Aufstehhilfen.

- Schreibhilfen: wie Stifthalter oder gewichtete Stifte.

- Lesehilfen: wie Lupen bei Sehstörungen , Notenständer und Umblätterhilfen bei Muskelschwäche.

- Kommunikationshilfen: wie Großtastentelefone, bzw. leicht zu bedienende Mobiltelefone und mit Sprach-Erkennung.

So gibt es noch viele weitere Beispiele, die sich jeder für sich und sein Zuhause, oder seinen Arbeitsplatz überlegen kann.

Auf Grund der Bewegungseinschränkung einiger MS'ler ist es sehr nützlich, gerade die Funktionen zu automatisieren, die für alltägliche Bewegungen notwendig sind:

✓ Türöffnungssysteme: es gibt Türöffner-Karten, mechanische Arme zum Öffnen von Türen, Leichtbautüren, spezielle Schlüsselanhänger.

✓ Rollläden: Es empfehlen sich elektrische Rollläden. Es sollten für jeden Benutzer geeignete Steuersysteme verwendet werden (Drucktasten zur Höhenverstellung, Fernbedienung etc.).

✓ Automatische Lichtsteuerung: ausgelöst durch Nutzung, Spracheingabe oder Ähnlichem.

Ergotherapeuten kennen sich bestens mit technischen Hilfsmitteln für Menschen mit Spastik-Symptomen aus. Beraten sie sich deshalb doch mit Ihrem Ergotherapeuten. So können Sie die richtige Auswahl für Mechanismen zur Erleichterung Ihres Alltags im Haushalt finden.

Spezielle Hilfsmittel:

- Schreibhilfen:

- Schreibgriffe aus Schaumstoff
- Schreibgriffe dreieckig
- Schreibgriffe, weich

- Gesundheits-Hilfen:

- Medikamenten-Dosierer
- Tablettenausdrückhilfe
- Tablettenbox mit Timer
- Tabletten-Zerteiler
- Sprechendes Fieberthermometer
- Korrekturorthese
- Zehen-Ballenpolster
- Zehenschutzkissen
- Silikon-Fersenkissen
- Augentropfen-Hilfe
- Pillendosenöffner

- **Sicherheit:**

- Funk Wassermelder
- Rauchmelder
- Herdüberwachung
- Universalleuchten
- Aufkleber „Behinderter"
- Notruftelefon
- Eckenschutz

- **Bad:**

- Duschsitze/Hocker
- Badewannenbrett
- Badewanneneinstiegshilfe
- Badewannengriff
- Badewannenschemel
- Drehbarer Badewannensitz
- Bidet-Einsatz für die Toilette
- Toilettenhilfe
- Toilettensitzerhöhung
- Toilettenstützgestell
- Badewannen-Stufen
- Urinal für Sie und Ihn
- Badewannen-Transferbank

- Hygiene-Hilfen

- Rutschfeste Matten

- Wanneneinlage

- Fußstütze mit Saugnapf

- Bidet

- Wandbürste

- Hygieneschuhe

- **Bett:**

- Bett-Aufstehhilfe

- Bettleiter

- Bettsessel

- Aufrichthilfe

- Bettgriff

Allgemeines:

- Brillenkette

- Serviettenkette

- Taschenhalter

- Kehr-Set mit langem Stiel

- Wäscheklammer für schwache Hände

- PC-Tastatur mit kontrastreicher Beschriftung

- Aufstehhilfe

- Drehkissen

- Katapultsitz
- Eiskralle für Gehstöcke
- Gehstock mit Sitzfläche
- Universal-Fernbedienung
- Personenwaage mit Sprache
- Großtastentelefon
- Schwerhörigen Telefon
- Telefon-Hörverstärker
- Elektrischer Türöffner
- Funk Türklingeln
- Funk-Türsprechanlage
- Anziehhilfe für Strümpfe
- Greifhilfen
- Vorlesegeräte
- Einkaufs-Trolleys
- Wäschekorb-Trolleys
- Arbeitsstützgürtel
- Stehhilfe
- Mobiler Beistelltisch
- Einhänge-Tablett
- Lesetablett
- Möbelerhöhungs-Set
- Anti-Rutschmatte für ein Tablett

ENERGIE-MANAGEMENT
Planen und Organisieren:

Seinen Tagesablauf so zu planen, dass man die wohlbekannten Schwierigkeiten umgehen kann, ist bei Fatigue nicht nur sinnvoll, sondern geradezu wirklich notwendig. Dies gilt natürlich für alle gewohnten Symptome ebenso. Wer sich und seine Symptomatik gut kennt, wird schon automatisch dafür sorgen, diese so klein wie möglich zu halten.

Hier ist es wichtig, dass man sich selbst genauestens beobachtet. Denn oft verhält man sich „automatisch" nutzbringend und es ist einem gar nicht bewusst, dass man schon um seine Symptomatik herum organisiert. Mit der Beobachtung des eigenen Verhaltens geht man schon den ersten Schritt in Richtung „Bewältigung" des Alltags.

Nicht zu viele Aktivitäten auf einen Tag zu legen, ist ebenso sinnvoll, wie sich bestimmte Uhrzeiten für gewisse Vorhaben zu überlegen. Einkaufen in der Mittagshitze ist wenig sinnvoll – in dieser Zeit ist vielleicht ein Telefonat im kühlen Raum angenehmer. Ebenso wird jeder MS`ler eisglatte Gehwege meiden – wenn möglich.

Und man sollte immer so planen, dass man auch kurzfristig umdisponieren kann. Das ist immer dann schwierig, wenn andere Personen mit in die Planung einbezogen sind, aber man muss lernen, in erster Linie auf sein eigenes Befinden zu achten und darauf Rücksicht zu nehmen. Es scheint ein immerwährendes Abwägen zu sein, sowie eine Überlegung, ob dies oder jenes nun gerade Sinn macht (und mir nicht schadet wenn ich mich nun aufraffe).

Wie oft macht man den Fehler, sich selbst zu viel zuzumuten und zu viel selbst machen zu wollen. Mir passiert das trotz guter Eigenreflektion immer wieder. Hilfe anzunehmen scheint schwerer zu sein, als man denkt …

Das Zauberwort bei allen Vorbereitungen – egal um was es sich handelt - heißt **„Achtsamkeit"**: sich selbst und Anderen gegenüber. Auf sich und seine Bedürfnisse zu achten ist bei Fatigue und anderen Beeinträchtigungen kein Egoismus (wenn es im normalen Rahmen passiert), sondern so notwendig wie Essen und Trinken. Wenn man mit sich selbst achtsam und fürsorglich umgeht, kann man dies auch einfacher auf sein Gegenüber übertragen.

Energie-Management betreiben heißt auch immer: Ausruhen, Pausen einlegen - BEVOR der Fatigue-Anfall kommt - und sollte er doch zuschlagen, dann sollte man möglichst sofort eine Pause einplanen.

Im Endeffekt geht es IMMER darum, seine Energie und Kraft einzusparen und einzuteilen und das Maximum dessen herauszuholen, was man geplant hat.

> ✓ **Es bringt nichts, an alten gewohnten Mustern festzuhalten („So war das doch sonst auch immer!"), wenn man spürt, dass die MS nun andere Strukturen braucht.**

Beim „Einsparen" der Energie und Kräfte geht es wirklich ganz banal darum, sich so „einzurichten", dass man möglichst wenige kraftzehrende Wege beschreiten muss. Das hat nichts mit Faulheit zu tun, oder dass man sich nicht bewegen möchte. Es ist Achtsamkeit – auch den Symptomen gegenüber. Jeder erfahrene MS´ler weiß, dass es Symptome und Handicaps gibt, die man nicht einfach wegdenken kann. Man muss und sollte sie beachten, damit man möglichst viel Lebensqualität erhalten kann und an besonderen Ereignissen möglichst frei und unbeschadet teilnehmen kann.

Vor einem Shopping-„Marathon", zu dem man mit einer Freundin verabredet ist, noch beim Discounter den Großeinkauf für die Woche zu absolvieren, wäre mehr als fahrlässig. Es ist wirklich sinnlos, sich zu viel zuzumuten, denn garantiert geht dieser „Schuss" nach hinten los. Die MS rächt sich unerbittlich.

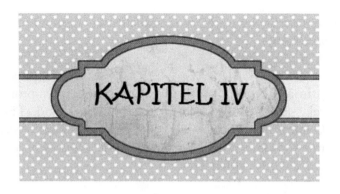

KAPITEL IV

Besondere Themen

SEXUALITÄT

Die schönste Sache der Welt - einfach, fast angeboren, wundervoll und wohltuend und doch kann es in einem Drama enden: Drama für sich selbst und eine Partnerschaft oder gar eine zukünftige Partnerschaft!

Das vertrauensvolle MITEINANDER ist das „A und O" in einer jeden Beziehung. Und in einer Beziehung, in der ein Partner, oder auch beide, mit einer Behinderung leben, ist es sicher NOCH wichtiger, sich auszutauschen und eine liebevolle Offenheit miteinander zu finden. Wertfrei sollte sie sein, ohne Schuld-Zuweisung. Das ist die Grundlage eines Miteinanders und Gespräches.

Rund 80 % der Männer, und 50% der Frauen mit MS haben sexuelle Störungen. Davon haben je nur 40% der Betroffenen jemals mit einem Neurologen gesprochen. Dies zeigt, dass das Thema immer noch sehr schambesetzt ist.

Man unterscheidet bei MS und sexuellen Störungen zwischen *(Foley und Werner, 2000)*

- **primäre Funktionsstörung:** Das sind die Symptome, die direkt durch die MS bedingt sind (entsprechende Läsionen im Gehirn oder Rückenmark). Bei Männern beispielsweise Erektionsstörungen, oder bei Frauen eine geminderte genitale Sexualität oder Befeuchtung.

- **sekundäre Funktionsstörung:** andere Symptome der MS, wie Blasenentleerungsstörung, oder auch Fatigue: wenn man nach einem langem Tag keine Lust mehr auf Sex hat – dies kann eine ernsthafte Störung in Partnerschaft sein.

- **tertiäre Funktionsstörung:** geänderte Rolle, die ein MS-Patient hat, z. B. sein Selbstbild (bin ich mit MS noch sexuell attraktiv?)

Ich möchte hier nicht detailliert auf die Problematik der Sexualität eingehen, da ich dazu bereits ein Buch geschrieben habe (SEXUALITÄT – Tipps bei chronischer Erkrankung / 68 Seiten, Verlag: Books on Demand; (24. September 2014). Aber mit diesem Auszug aus meinem Büchlein wollte ich Ihnen zeigen, dass es besonders auch im Bereich Sexualität einer großen Aufklärung bedarf und ebenso manchmal viele Hilfestellungen notwendig sind, um ein zufriedenstellendes Sexualleben praktizieren zu können.

multiple-arts.com/

Autorin: Heike Führ   Buch: „SEXUALITÄT", ISBN-10: 3735793991

KINDER

Dass Kinder anstrengend sein können, viel Arbeit machen und Eltern ununterbrochen fordern, ist bekannt. Dass Kinder unglaublich viel geben und uns ihre reine Liebe schenken, ist ein echtes und wundervolles Geschenk. ☺

Im vorigen Kapitel ging es um die Sexualität und in meinem Buch „Sexualität" habe ich auch zum Thema Kinderwunsch etwas geschrieben. Prinzipiell kann jeder MS`ler Kinder bekommen, zeugen und austragen. Es spricht medizinisch nichts gegen eine Schwangerschaft, Geburt oder das Elternsein an sich.

Abzuwägen ist natürlich immer, ob der Körper in der Lage ist, eine Schwangerschaft auszutragen, wie diese sich mit eventuellen Medikamenten verträgt und so weiter. Deshalb muss immer auch ein Neurologe mit hinzugezogen werden, wenn es um Kinderwunsch mit MS geht.

Empfehlenswert ist es auch, sich schon vorher Gedanken zu machen, ob man ein ausreichendes soziales Netz in der nahen Umgebung hat, das Sie selbst und /oder auch die Kinder im Notfall auffangen kann. Das ist „anders" wichtig als bei Gesunden. Denn mit MS muss man leider immer mal mit einem „Ausfall" rechnen, oder einer schlimmen Fatigue, die eine Mutter oder einen Vater an ihrem Leben als Eltern ver-hindern, einschränken und auch be-hindern. Da allerdings jeder Familienalltag anders verläuft, ist es schwierig, hier allgemeine Tipps zu geben.

Sollte die Mutter MS haben, der Vater gesund sein und arbeiten gehen, kann er sicherlich morgens schon Einiges vorbereiten, sodass seine Partnerin mit den Kindern schon am Morgen Erleichterung hat - oder umgekehrt. (Frühstück, Kleidung herauslegen, Pausenbrote vorbereiten usw.).

Kinder an- und ausziehen kann zum Kraftakt werden: deshalb und um unnötiges Bücken oder Heben zu vermeiden, lassen Sie Ihr Kind vor sich auf einen Schemel oder dem Toilettensitz stehen oder auf dem Wickeltisch sitzen, wenn Sie es anziehen müssen. So vermeiden Sie zu häufiges Bücken und schonen Ihre Kraft. Auch hier gilt, wie bei Ihrer eigenen Kleidung: kaufen Sie wenn möglich Kinderkleider, die einfach zu handhaben sind - auch, damit Ihr Kind schnell lernt, sich selbst an - und auszuziehen.

Kinder zu baden ist normaler Weise ein Vergnügen – mit einem Elternteil mit MS kann dies schnell ins Gegenteil umschlagen: das warme Wasser, der Wasserdampf (Uhthoff), sowie die Körperhaltung können zur Falle für Sie werden.

Vielleicht ist es deshalb sinnvoll, sich zum Beispiel vor die Wanne hinzuknien, um Ihren Rücken zu schonen und Kraft zu sparen. (Das ist auch eine Körperhaltung, in der Sie sich selbst die Haare über der Wanne waschen können). Ratsam ist es hier, nicht Ihre Rückenmuskeln zu benutzen, wenn Sie aus der Hocke hochkommen (das gilt auch für das Tragen und Aufheben schwerer Gegenständen – etwa beim Einkauf), sondern dass Sie immer Ihre Arm - und Beinmuskeln benutzen, wenn Sie Ihr Kind aus der Badewanne heben müssen. Wichtig ist, wenn es sich vor allem um ein Kleinkind oder gar Säugling handelt, die Ihrer unmittelbaren Hilfe benötigen, dass Sie selbst festen „Stand" haben.

Des Weiteren kann man sich um Sicherheit bemühen, indem man das Wasser aus der Wanne heraus lässt, bevor man das nasse und „glitschige" Kind herausholt, es dann direkt in ein Badetuch wickelt und es somit „griffsicher verpackt" hat.

PUTZEN

Putzen ist an sich schon keine schöne Beschäftigung und die wenigsten Menschen lieben es. Für Gehandicapte stellt dies nochmals eine besondere Belastung dar: einmal auf körperlicher Ebene und zum anderen kommt das Problem der Fatigue hinzu.

Es ist also ratsam, sich eine etwas lockere Sichtweise anzueignen und eher alles in kleinen kraftschonenden Schritten zu erledigen, als einen großen „Hausputz" starten zu wollen.

Nicht jeder kann sich eine Putzhilfe leisten und wiederum bekommt auch nicht jeder eine Haushaltshilfe bezahlt (Pflegestufe). Das heißt, der Haushalt muss irgendwie erledigt werden – leider macht er sich nicht von alleine.

Ich habe einige Tipps gehört - beispielsweise, sich jeden Tag ein Zimmer zum Saubermachen vorzunehmen.

Rollstuhlfahrer berichteten mir, dass sie trotz Rollstuhl staubsaugen können und froh sind, solch eine Aufgabe im Haushalt übernehmen zu können. Auch bei diesem Thema „Putzen" kommt es immer auf die individuelle Beeinträchtigung an, was man noch wie schafft.

✓ Eine Regel sollte es geben: man kann nur das schaffen, was man HEUTE kann.

Für mich war es früher auch undenkbar, dass Einkäufe zwei Tage lang in der Küche stehen, dass Wäsche tagelang im Wäschekorb liegt und Ähnliches. Heute weiß ich, dass es Tage gibt, an denen ich mehrere „Fuhren" Wäsche erledigen kann - samt Treppen auf – und ab laufen - an anderen Tagen erschöpft es mich, nur die Wäsche zu sortieren.

Auch habe ich es aufgegeben, einmal ein komplett sauberes Haus zu haben. Als ich noch arbeiten gehen konnte, haben wir uns eine Putzhilfe gegönnt und ich kann mich noch an das wunderbare Gefühl erinnern, von der Arbeit nach Hause in ein komplett sauberes Haus gekommen zu sein. Oder zu Zeiten, als ich noch sehr fit war und das Haus von oben bis unten geputzt habe und es geglänzt hat – das funktioniert jetzt nicht mehr und damit MUSS ich mich zufrieden geben.

Mein „Wisch-Mopp" steht meistens parat, staubsaugen schaffe ich auch noch einigermaßen gut und somit kann ich kleinere Pannen, oder Fell und Sand, den mein Hund abgeschüttelt hat, auch einmal auf die Schnelle wegmachen.

Das Bad zu putzen – gründlich: das geht meistens nur noch in Etappen. Aber hey, ich lebe, mein Bad ist sauber, wenn auch nicht mehr alles auf einmal glänzt. ☺

Um Kraft in den Händen zu sparen, kann man Mikrofasertücher verwenden. Sie sind viel dünner und leichter als dicke Baumwolltücher und lassen sich deshalb sehr gut auswinden.

Wichtig ist auch, dass man immer wieder Pausen während des Putzens einplant. Ich bekomme zum Beispiel schnell Spastiken, wenn ich zu viel „scheuere" – also mache ich entweder zwischendurch etwas anderes, was die Hand nicht so belastet, oder auch eine Pause... Mit etwas Geduld kann man es schaffen. Ich musste meine Erwartungen an mich selbst und an einen perfekten Haushalt herunterschrauben – das war am Anfang nicht einfach. Als ich aber registrierte, dass ich manchmal lieber keinen Besuch einlud, um vorher nicht großartig putzen zu müssen, wurde mir klar, dass diese Einstellung die falsche ist. Es sieht immer „ok" aus bei mir, also muss ich mich nicht schämen. „Geleckt" muss es sowieso nicht aussehen, man darf merken, dass ich LEBE und hier wohne.

✓ **LOSLASSEN, Erwartungen herunterschrauben und mehr Wert auf Beziehungen legen, als auf eine TIP-TOP-sauberes Haus: das ist die Quintessenz** ☺

Nun empfange ich also wieder mehr Besuch, freue mich darüber und ehrlich: selten schaut jemand „in den Ecken nach Dreck" ☺

✓ Und ich stelle fest: es geht auch ohne überhöhte Erwartungen.

Besen und Kehrblech: es gibt auch Besen mit höherem Stil und dem dazu passenden Kehrbleche – somit fällt das Bücken weg.

Schauen Sie sich mal um (im Baumarkt oder Supermarkt) – es gibt viele Putzartikel, die Sie auf sich und Ihre individuelle Situation anpassen können.

Kleine Putzeimer, anstatt einen riesengroßen Eimer zu verwenden, ist ebenfalls eine kraftsparende Möglichkeit.

Sport

Heutzutage wird nicht von Sport bei MS abgeraten. Sport und Training haben keine negativen Folgen bei MS – solange auf das richtige Maß geachtet wird und Zeichen, die der Körper sendet, entsprechend gedeutet werden.

Es heißt, dass sogar typische Begleiterscheinungen der MS, wie eingeschränkte Mobilität, Kraftlosigkeit, Ausdauer, sowie Depressionen positiv beeinflusst werden können. Allerdings gibt es auch die MS'ler, die gerne Sport treiben möchten, es aber auf Grund einer Fatigue oder anderen Gründen nicht schaffen.

Ich selbst war früher Leistungsschwimmerin und habe auch mit MS noch regelmäßig meine Bahnen gezogen und bin 3-4 Mal pro Woche noch jeweils 2-3 km geschwommen. Als die schwere Fatigue in mein

Leben einzog, musste ich dies schweren Herzens aufgeben. Das Hinkommen zum Schwimmbad, das Umziehen und Duschen hat mich schon so erschöpft, dass an Schwimmen an sich nicht mehr zu denken war. Umgekehrt bin ich anschließend teilweise kaum noch aus dem Schwimmerbecken herausgekommen, nur noch zur Dusche und Umkleidekabine gewankt und wusste nicht mehr, wie ich die Heimfahrt bewältigen sollte. Gleichzeitig hatte ich Schwindel-Attacken, die mein geliebtes Schwimmen im „wackelnden Wasser" fast unmöglich machten.

Ich erwähne das, weil ich es wirklich schmerzvoll erlebt habe und jedem noch so gut gemeinten Rat, ich solle weitermachen, dann ginge die Fatigue wieder weg, nur noch mit entsetztem Schulterzucken (und entsprechenden Gedanken) beantworten kann. Ich habe ALLES ausprobiert, Pausen eingelegt, verschiedene Zeiten zum Schwimmen ausprobiert – es half nichts.

Auch wenn viele Experten sagen, dass Gefühlsstörungen oder andere durch Sport hervorgerufene Symptome sich nach etwa 30 Minuten nach dem Sport bei etwa 85 Prozent der Betroffenen wieder normalisieren, kann ich nur antworten, dass ich nach solch einem Schwimm-Sport-Erlebnis eine ganze Woche lang unter allen möglichen Symptomen zu leiden hatte.

Auch dies dürfte bei jedem Patient anders sein und deshalb würde ich auch jedem MS`ler raten es auszuprobieren. Mir hilft als Ausgleich mittlerweile, da wir ja seit 2,5 Jahren einen Hund haben, das Gassi gehen. Das ist nun mein Sport und er tut mir auf jeden Fall gut.

Prinzipiell ist es so, dass neben persönlichen Vorlieben oder Abneigungen gegen bestimmte Sportarten, bei der Erstellung des Sportprogramms vor allem eventuelle Einschränkungen (wie Lähmungen) sowie das individuelle Leistungsvermögen eine Rolle spielen. Manche MS`ler fühlen sich so gut, dass sie joggen, Fahrrad oder Ski fahren - andere bevorzugen weniger anstrengende Sportarten wie Walken oder Spazierengehen, wieder andere fühlen sich gar nicht in der Lage, irgendeinen Sport zu betreiben. Das ist übrigens bei Gesunden nicht viel anders ☺

Zusammenfassung:

Wichtig ist die Gratwanderung. Kein MS`ler sollte sich zu viel zumuten und vor allem immer seine eigene Leistungsgrenze im Blick behalten. Nur so kann der Sport gut tun und nicht mehr schaden als nutzen.

Des Weiteren ist mit einzuplanen (deshalb war mit MS auch das Schwimmen damals so angenehm), dass sich MS-Symptome bei ansteigender Körpertemperatur verschlechtern können. SCHWITZEN ist bei Sport unumgänglich und allein das kann zu einem erheblichen Unwohlsein des Patienten führen. Hier ist es dann wichtig, sich rechtzeitig abzukühlen oder sich erst am Abend sportlich zu betätigen.

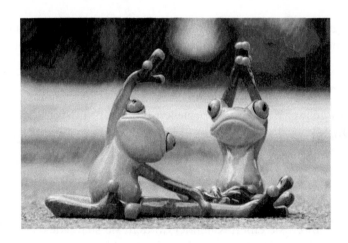

Gedächtnis

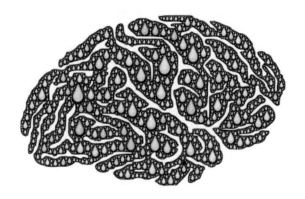

Kognitive Leistungsstörungen sind leider bei MS sehr häufig und eines der sehr unangenehmen und schambesetzten Symptome.

Es ist deshalb notwendig, sich diesen Problemen nicht hinzugeben, sondern sich ihnen zu stellen.

Dies gelingt einmal mit speziellen Übungen (im Internet oder über die DMSG wird man fündig), oder aber auch, in dem man sich Gedächtnis-STÜTZEN baut.

✓ Notizen als Gedächtnis-Stütze

- Führen sie einen Kalender, in dem sie sich jedes Vorhaben notieren – seien es Anrufe, die sie tätigen müssen, oder auch Termine, Telefonanrufe und so weiter!

- Schreiben Sie sich Erinnerungsnotizen auf Klebezettelchen. Kleben Sie diese an passende Orte: zum Beispiel dorthin, wo Sie sie benötigen: an die Tür, um beim Weggehen den Schlüssel nicht zu vergessen; auf den Badezimmerspiegel, um sich an den Geburtstag eines Freundes zu erinnern. Hier kennen Sie Ihre Gewohnheiten am besten, um die geeigneten Stellen zu finden. Ich lege mir beispielsweise meine Zettelchen oft auf die Fußmatte im „Windfang/Flur" meines Hauses.

Dort sehe ich sie, bevor ich das Haus verlasse (zum Beispiel Fenster nach dem Lüften zu schließen, bevor ich das Haus verlasse).

✓ **Wecker stellen**

Terminieren Sie einen Wecker, den Sie abstellen müssen, um sich dran zu erinnern, beispielsweise den Ofen ausschalten zu müssen, oder an den Kochtopf auf dem Herd zu denken, an die Waschmaschine und so weiter!

✓ **Tipps gegen die Vergesslichkeit**

Jeder Mensch hat zu viele Dinge im Kopf, wird vergesslich oder schusselig. Wir MS`ler haben aber diesbezüglich oft besondere Probleme, da beispielsweise Entzündungsherde direkt die Nervenleitbahnen zu diesen Zentren beeinflusst haben.

- Neben den oben erwähnten Zetteln, die man sich auflisten kann, gibt es noch einen netten Trick, den Ergotherapeuten gerne empfehlen: denn allzu oft wir man von irgendeiner anderen Aufgabe abgelenkt und vergisst die ursprüngliche Aufgabe wieder aufzunehmen, wenn die Ablenkung vorbei ist. Legen Sie sich zum Beispiel ein farbiges Armband an (zum Beispiel ein Geschenkband), wenn Sie mit der bestimmten Tätigkeit beginnen. Falls Sie nun also beispielsweise am Blumengießen waren und abgelenkt wurden, so wird Sie das Armband wieder dran erinnern die Blumen weiter zu gießen.

Wichtig ist: Wenn diese Aufgabe erledigt ist, ziehen Sie das Armband wieder aus und hängen es an die Gießkanne.

So könnten sie sich unterschiedliche farbige Bändchen vorbereiten (notfalls auch aufschreiben) und deponieren und dann zur entsprechenden Aufgabe herausholen.

- Oft kann man sich nicht mehr erinnern, ob man nun die Fenster tatsächlich geschlossen hat (oder es nur vorhatte). Hier kann man dem Gedächtnis auf die Sprünge helfen, wenn während des Schließen laut: „Jetzt schließe ich das Fenster!" sagt.

- Um wichtige Abläufe, wie Medikamenten-Einnahme am Morgen beispielsweise nicht zu vergessen, kann man sich diese am Abend vorher in die Hausschuhe legen (zwischengelagert werden sie dann auf dem Kopfkissen).

So gibt es unzählige Möglichkeiten, sich selbst immer wieder Erinnerungs-Möglichkeiten zu schaffen. Ich habe am Bett immer einen kleinen Block mit Stift liegen und schreibe mir alles, was mir abends oder nachts einfällt auf: beispielsweise, dass ich am kommenden Tag den Zahnarzt anrufen muss. Dieser Zettel wandert wirklich automatisch entweder in meinen Hausschuh, oder aber in meine Handytasche, da ich das Handy nachts im Nachttisch aufbewahre. Jeder hat hier seine individuelle Routine, in die er problemlos solche Erinnerungsstücke platzieren und einbauen kann.

Gedächtnis-Tipps für UNTERWEGS

- **Gegenstände als Gedächtnis-Stütze**

Wenn Ihnen etwas Wichtiges einfällt, Sie aber gerade nicht in der Lage sind, sich Notizen zu machen, (weil Sie beispielsweise im Theater sitzen oder grade nichts zum Schreiben bei sich haben), so können Sie sich daran erinnern, indem Sie zum Beispiel Ihre Uhr auf den falschen Arm binden, oder die Schuhbändel doppelt knüpfen oder einen Ring von einem Finger auf einen anderen wechseln. So wie man früher sagte: „Mache Dir einen Knoten ins Taschentuch!" ☺

Ihre Handtasche kann ebenfalls Ihr Notizboard sein: kleben Sie Etiketten mit kurzen Notizen auf die Innenseite der Tasche. Wenn eine Aufgabe erledigt ist, entfernen Sie einfach die Etikette und werfen sie es weg.

In Zeiten der Handys und Tablets ist es natürlich auch möglich, sich dort jederzeit mit Erinnerungs-Möglichkeiten zu versehen. Auch Sprachnachrichten auf das Handy zu sprechen ist eine gute Möglichkeit für Erinnerungs-Nachrichten, wenn man unterwegs ist.

Wenn man mit einigen Beeinträchtigungen versehen ist und muss doch mehrere Termine an einem Tag wahrnehmen, oder Besorgungen erledigen, dann ist es wichtig, sowohl in geographischer Hinsicht, als auch zeitlich alles straff zu organisieren: Wann ist der beste Moment um beispielsweise zur Bank oder zur Post zu gehen? Ist die Apotheke über Mittag geöffnet? Wann schließt der Einkaufsmarkt und so weiter!

Schreiben Sie sich vorher den für Sie idealen Ablauf auf, so dass Sie möglichst nichts vergessen und auch keine Zeit verlieren. Es sollte alles so energiesparend und kraftschonend wie möglich sein!

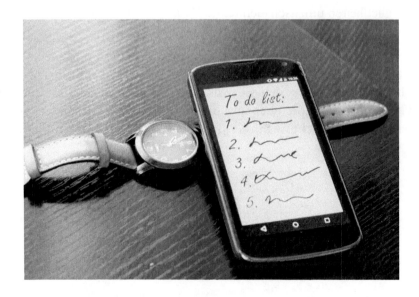

- **Nutzen Sie Ihre eigene Technik**

Wenn Ihnen unterwegs etwas Wichtiges einfällt und Sie wollen doppelte Sicherheit, dann terminieren Sie Ihr Handy und rufen sich selbst Zuhause auf dem Anrufbeantworter an. Einfach, aber hilfreich ☺

- **Reize von außen**

MS`ler leiden ja oft auch an „Reizüberflutung", da die Nervenleitbahnen geschädigt sind und je nach Stellen der Herde auch entsprechende Regionen betroffen sein können. Deshalb ist es notwendig, sich im Vorfeld einer Party, Familienfeier oder ähnlich großem Ereignis schon zu überlegen, wie man dies am besten unbeschadet übersteht.

Es ist sinnvoll, sich schon gleich bei der Ankunft nach Rückzugsmöglichkeiten umzuschauen (extra Raum, eine Couch o.Ä.).

Des Weiteren sollte man mitten im Trubel überlegen, ob es möglich ist, mit einem Gesprächspartner an einen etwas ruhigeren Ort zu wechseln. (Zum Beispiel in einen Flur oder die Empfangshalle des Hotels). Man sollte sich niemals scheuen zuzugeben, dass man im Gewusel nichts hört oder unruhig wird. Das geht Gesunden oft genauso und vielleicht ist Ihr Gesprächspartner sogar froh um Ihre Bitte.

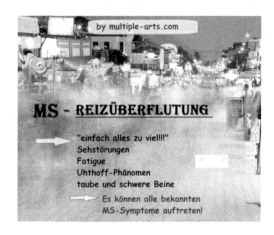

Inkontinenz

Menschen mit MS leiden häufig unter **Inkontinenz und Blasen-störungen.**

Bei Betroffenen mit **MS** kommt es oft zu einer Überaktivität der Blase, so dass sich Symptome der Dranginkontinenz zeigen. Die Rest-harnbildung entsteht in der Regel durch eine sogenannte komplexge-störte Blase, da die nötigen Muskelgruppen nicht mehr richtig zusam-menarbeiten können. Im Extremfall kann es bei Patienten mit **MS** auch zu einer vollständigen **Inkontinenz** durch eine inaktive Blase kommen, das heißt, dass eine enorme Schwäche oder komplette Läh-mung des gesamten Blasensystems vorliegt.

Unterschiedliche Formen der Harninkontinenz (aktiv-mit-ms.de)

Mediziner unterscheiden je nach Lage der Läsion drei verschiedene Formen von Blasenstörungen:

> ➤ **hyperaktive Blase**

Häufig kommt es zu einer Überaktivität der Blasenmuskulatur: Sie beginnt schon bei geringen Urinmengen in der Blase, sich zusammenzuziehen. Dies äußert sich in starkem Harndrang bei noch nicht gefüllter Blase, der so stark sein kann, dass es zu einem ungewollten Urinabgang kommt (imperativer Harn-drang). Deshalb nennt man diese Form einer Blasenfunktions-störung auch Drang- oder (englisch) Urge-Inkontinenz.

> ➤ **komplexgestörte Blase**

Bei einer komplexgestörten Blase ist das Zusammenspiel der beteiligten Muskelgruppen für Blasenentleerung und Blasen-verschluss gestört. Bei dieser Form der Harninkontinenz kommt es daher auch häufig zu Restharnbildung. Diese stellt ein großes Risiko für Harnwegsinfekte dar und bleibt bei MS-

Betroffenen wegen gleichzeitiger Sensibilitätsstörung oft unbemerkt.

➢ **inaktive Blase**

Bei der dritten Form der Harninkontinenz ist eine Schwäche bis hin zur Lähmung des Schließmuskelsystems der Blase die Ursache für die Inkontinenz.

Theorie ist die eine Sache, es auszuhalten ist etwas ganz anderes. Und wieder einmal ist es ein unsichtbares Symptom, das den Alltag erheblich beeinflusst und erschwert.

Ich kann hier nicht detailliert auf die Behandlungsmethoden eingehen, aber neben einer Medikamentengabe steht auch das **Blasentraining** mit an vorderster Stelle. (Ziel dieser Selbstbehandlungs-Strategie ist es, die Blasenentleerung zeitlich zu steuern. Man soll lernen, wie beim Wasserlassen ein fester Zeitplan eingehalten werden kann. Beispiel: alle zwei oder drei Stunden zur Toilette gehen).

Beckenbodentraining ist ein weiteres sinnvolles Mittel: Starke Beckenbodenmuskeln unterstützen die Blase und sind für eine gute Blasenfunktion unerlässlich

Elektrostimulation: Mit elektrischem Strom wird der Muskel um die Blase gestärkt. Diese Therapieform ist völlig schmerzlos.

Selbst-Katheterisierung: Katheter sind oft das einzige wirkungsvolle Mittel gegen Restharnbildung. Wenn Medikamente und/oder Beckenbodentraining alleine nicht weiter helfen, sorgen die Katheder dauerhaft für eine vollständige Entleerung der Blase. So ist die Sorge vor ungewollten Abgängen geringer. Betroffene lernen damit den eigenständigen Umgang. Viele Betroffene, die diese Technik anwenden, haben immerhin das Gefühl, wieder ein Stück Kontrolle und eine gewisse Selbständigkeit gewonnen zu haben.

Vorlagen, Spezialunterwäsche und weitere Angebote gelten als zuverlässige **Hilfsmittel.**

- Vorlagen/ Einlagen

Vorlagen sind in der Regel anatomisch geformt und werden durch Netzhosen oder Schutzhosen fixiert. Dadurch können sie zwar leichter verrutschen, aber sie lassen durch ihre geringere Größe mehr Luft an den Intimbereich.

Einlagen sind Hilfsmittel bei Inkontinenz, die vor allem bei leicht ausgeprägter Blasenschwäche verwendet werden. Sie ähneln einer Damenbinde und werden ebenso im Slip befestigt und platziert.

- Aufsaugende Hilfsmittel

Dies können beispielsweise Windel-Slips, Pants oder Einlagen mit Hüftgürtel sein. Diese einteiligen Systeme haben den Vorteil, dass sie sehr sicher und eng am Körper liegen. Zweiteilige Systeme können beispielsweise aus einer Vorlage/Einlage und einer Fixierhose bestehen, oder aber Betroffene nutzen Vorlagen in Kombination mit eng anliegenden Hosen.

Besprechen Sie mit Ihrem Urologen und/oder Neurologen, was für Sie und Ihre Lebensgewohnheiten am besten ist. Vielleicht kann man ja auch etwas kombinieren.

- Pants/ Trainers/ Inkontinenzhosen

All diese Hilfsmittel sind in verschiedenen Größen und mit unterschiedlichen Saugstärken erhältlich. Sie werden eher bei leichter bis mittelmäßig stark ausgeprägter Inkontinenz eingesetzt.

Die Pants werden wie normale Unterwäsche an - und ausgezogen, haben allerdings den Nachteil, dass sie nicht so einfach gewechselt werden können. Daher eignen sie sich nicht als Hilfsmittel für Patienten mit starker Inkontinenz.

- **Windel-Slips / Erwachsenenwindeln**

Windel-Slips ähneln stark einer Baby-Windel. Dafür kann sie aber deutlich größere Mengen an Urin auffangen. Deshalb werden sie eher bei schwereren Formen der Inkontinenz eingesetzt.

Sie sind sehr bequem und bieten so sicheren Schutz, dass sie sogar oft freiwillig von MS`lern mit leichter oder mittlerer Harninkontinenz getragen werden

- **Matratzen-Auflage**

Sie dient zum Schutz des Bettes und der Matratze. Die Auflagen bestehen aus mehreren Lagen Zellstoff, in denen der Urin aufgefangen wird und einer Folie, die das Durchnässen verhindert.

- **Vaginaltampons, Pessare, Plugs**

Diese Hilfsmittel werden in die Scheide eingeführt, wo sie durch Druck dafür sorgen, dass Harn nicht unverhofft entweichen kann. Der Harnröhren-Plug verdichtet den Kanal nicht in der Scheide, sondern direkt innerhalb der Harnröhre.

Zusammenfassung:

- Trinken Sie lieber tagsüber viel und abends wenig. Am besten trinken Sie Wasser (mindestens zwei Liter täglich).

- Trinken Sie möglichst keinen Alkohol! Auch Koffein kann schädlich sein, da Bier, Kaffee und Cola den Harndrang erhöhen.

- Versuchen Sie regelmäßig und täglich die Blase alle zwei bis drei Stunden zu entleeren.

- Pflegen Sie den Genitalbereich ohne Seife - die Haut könnte sonst austrockenen und anfälliger für Bakterien werden.

- Achten Sie bei Ihren Hosen darauf, dass sie nicht zu eng sind und womöglich auf die Blase drücken.

SPASTIK

Mehr als 30 Prozent der MS`ler haben eine schwere Spastik - ein weitaus größerer Teil ist mit einer leichten Spastik konfrontiert.

Die Ausprägung der Spastik ist sehr unterschiedlich. Sie reicht von einer Beeinträchtigung der Muskelkraft und Feinmotorik bis hin zur kompletten Lähmung. Sie zeichnet sich neben der erhöhten Muskelspannung durch Muskelsteifigkeit, Verkrampfungen, Schwere - und Spannungsgefühl bis hin zu Muskelverkürzungen aus und wird in der Regel von einer Muskelschwäche (Paresen) begleitet. Manche Spastiken sind allerdings nicht sichtbar, beispielsweise in der Beckenbodenmuskulatur oder der Rückenmuskulatur.

Es können grundsätzlich zwei Arten von MS-Symptomen auftreten:

- Beeinträchtigungen der Willkürmotorik, also der aktiv gesteuerten Bewegungen.

- Funktionsstörungen von unbewusst arbeitenden Muskeln bzw. Muskelsystemen, wie die von Blase oder Mastdarm. (aktiv-mit-ms.de).

Durch die Spastik werden zahlreiche Körperfunktionen beeinträchtigt und einige Erkrankungen erst ausgelöst. So kann es beispielsweise zu Atemwegsinfektionen kommen, wenn Betroffene auf Grund der erhöhten Muskelspannung nicht genügend durchatmen können. Da auch die Spastiken bei jedem Betroffenen unterschiedlich ausgeprägt und an verschiedenen „Stellen" sind, ist es schwer, geeignete Tipps zu geben. Deshalb nehme ich mich der Symptomatik etwas ausführlicher an, weil man sich beim Lesen seiner eigenen Symptome bewusster werden kann und sich dann entsprechende Gedanken dazu machen und Ideen kreieren kann.

Die Auswirkungen einer Spastik reichen von einer schnelleren Ermüdung der Muskulatur bis hin zur Lähmung. (beispielsweise der Arme oder Beine). Der Grund hierfür ist, dass jene Nervenfasern in Mitleidenschaft gezogen werden, über die in Gehirn und Rückenmark die Muskeln gesteuert werden.

Der wichtigste Grundpfeiler ist daher, die Auslöser einer Spastik herauszufinden und zu vermeiden.

- Regelmäßige **Physiotherapie** auf neurophysiologischer Grundlage (zum Beispiel nach Bobath, Vojta und Brunkow) sollte grundsätzlich von jedem Betroffenen genutzt werden.

Der Physiotherapeut stellt für den Patienten ein Therapie-Programm zusammen, das sehr oft hauptsächlich aus Dehnübungen besteht. Damit soll die richtige Muskellänge erhalten bleiben. Außerdem sollen sich gleichzeitig die Chancen erhöhen, dass Krämpfe seltener werden und die Muskeln weniger steif sind.

Diese Dehnübungen können aktiv (vom Patient alleine) oder passiv (mit Hilfe einer anderen Person) durchgeführt werden.

- Des Weiteren gibt es noch die **Hydrotherapie (Übungen im Schwimmbad):** Das Gleiten und Bewegen im Wasser kann auch zur Entspannung der Muskeln beitragen.

- Auch die Anwendung von **Kühl-Pads** oder ähnlichen Hilfsmitteln (Kryotherapie) kann sich ebenfalls als hilfreich erweisen.

- **Massagen** können die leidige Muskelsteifheit reduzieren.

- **Ergotherapeuten** versuchen herauszufinden, inwiefern die körperlichen Symptome das tägliche Leben der Patienten beeinträchtigen. Und sie empfehlen außerdem bestimmte Hilfsmittel, die dem Patienten bei der Durchführung von Bewegungen im Alltag helfen.

- **Alternative Behandlungsmethoden** können ebenfalls helfen: beispielsweise Akupunktur (bei bestimmten Schmerzarten) und Entspannungstechniken wie Yoga und Meditation.

- **Mechanische Hilfsmittel** können der Spastik eines Gelenkes entgegenwirken und Versteifungen vorbeugen. So verwendet man beispielweise einen Zehen - oder Fingerspreizer, um den Bewegungs-Spielraum zu vergrößern. (Zum Beispiel spezielle Hilfsmittel wie Stützvorrichtungen an Hand-, Fuß, oder Kniegelenken). Diese so genannten Orthesen müssen immer individuell angepasst werden und sollen dafür sorgen, dass deformierte Gliedmaßen durch eine korrekte Haltung wieder benutzt werden können.

- **Progressive Muskelrelaxation** ist eine weitere Möglichkeit, sich zumindest kurzfristig Erleichterung zu verschaffen. Sie ist auch als „Entspannung nach Jacobson" bekannt ein Entspannungstraining oder Tiefenmuskel-Entspannungstraining. (Dazu genaue Anleitungen in meinem Buch „Die Reise zum Glück").

„Bei regelmäßigem Training können unter anderem Entspannung und Ausgeglichenheit in Stresssituationen erreicht werden. Bei der Progressiven Muskelrelaxation geht man davon aus, dass eine Verringerung der Muskelanspannung zu einer Reduzierung von Nervosität führt. Man beugt also Stresssituationen vor, indem man die Spannungszustände der Muskulatur aktiv minimiert. Mit anderen Worten, wenn der Körper sich entspannt, entspannt sich auch die Seele." (ms-diagnose.ch)

- **Auch Hippotherapie** (Form des therapeutischen Reitens ein tiergestütztes, physiotherapeutisches Verfahren, bei dem speziell ausgebildete Pferde eingesetzt werden. Dabei wird die Bewegungsübertragung vom Pferdeschritt auf den Patienten genutzt) kann nutzbringend eingesetzt werden.

- In leichten Fällen hilft **Magnesium.**

Was können Sie selbst tun?

✓ Neben den oben erwähnten Möglichkeiten und Therapien ist es wichtig, dass Sie sich ein **tägliches Übungsprogramm zusammenstellen.**

✓ Dies sollte sanfte Dehn- und Bewegungsübungen mit minimalem Kraftaufwand enthalten.

✓ Auch Stretching-Übungen eignen sich zum Training von Rücken, Hüfte und Beinen.

✓ Das Trainingsprogramm sollte aktive und passive Übungen enthalten

GAST-Beitrag

Hier ist ein Bericht von Birgit zu ihren Spastiken und zu ihrer Inkontinenz – ich nehme den Bericht als Ganzes in das Buch, damit ich nichts Wichtiges auseinandernehme – bestimmt werden sich Einige von Ihnen wiedererkennen.

Danke für Deine Offenheit Birgit – Du bereicherst uns damit!

Meine Spastiken:

In meinen Krankenhausberichten steht immer: links betonte Paresen.

Ich nehme morgens 4 mg - mittags 2 mg - abends 6 mg Sirdalud.

Die Spastiken bewirken, dass mein linkes Bein dann, wenn ich gehen will, total steif im Knie wird, und dass ich dann manchmal nicht weiter gehen kann.

Nachts entwickeln meine Beine ein „Eigenleben" - Je nachdem wie die Belastung über Tag war. Manchmal zucken die Füße, dann wieder verspannt sich das Fußgelenk. Dann wieder sind es die Knie, das Linke ganz besonders. Und wenn es richtig schlimm ist, dann ist es das ganze Bein. Ich kann oft nicht sagen, ob es aus den Muskeln oder aus den Gelenken kommt. Oft genug ist es richtig schmerzhaft. Aber eines garantiert es immer: ich kann nicht schlafen, weiß nicht, wie ich mich legen soll / kann.

Wie lange das dann dauert, ist ganz unterschiedlich. Manchmal sind es nur Minuten, aber ich bin dann erst mal wach! Und manchmal dauert es auch mehr als eine halbe Stunde an. Und da helfen keine Schmerzmittel.

Seit Neuestem habe ich diese Spastiken auch im linken Arm und in der Hand. Dann überstreckt sich der linke Arm und die Hand zieht sich völlig krumm ineinander. Wie eine Klaue. Die Finger kann ich dann überhaupt nicht mehr gerade machen. Nur mit sanfter Gewalt. Und dann ist es ganz plötzlich wieder vorbei.

Meistens treten sie zu den unmöglichsten Momenten auf. Zum Beispiel beim Essen. Oder wie jetzt beim Tippen. Oder beim Anziehen. Ganz egal ob Unterwäsche, Pullover, T-Shirt, Strümpfe, Hose, Jacke ...

Aufstehen aus dem Liegen oder Sitzen ist schlichtweg eine Katastrophe; weil danach Alles einfach steif und unbeweglich ist. Der Gang ist unsicher und die Beine sind wie Gummi. Wenn man dann plötzlich ein Bein nicht mehr bewegen kann, oder es zu zittern anfängt - auch das muss man zu nehmen wissen. Ich brauche dann immer direkt meinen Rollator, oder wenigstens meinen Stock. Und ganz egal wann oder wo, oder wie lange diese Spastiken auftreten; sie schränken die Lebensqualität enorm ein.

Meine Inkontinenz:

Eine Inkontinenz, die eigentlich noch gar keine ist, sondern eine Blasenentleerungsstörung.

Sie zeigt sich darin, dass ich meinen Urin nicht mehr halten kann. Sobald ich aufstehe, egal ob aus dem Sitzen oder Liegen, muss ich zur Toilette gehen.

Und da ich ja, bedingt durch meine Paresen im Bein, nur noch sehr langsam gehen kann, schaffe ich die 15 Meter bis zur Toilette nicht mehr rechtzeitig, oder nur noch so gerade. Es ist, schlicht und einfach gesagt, zum K... !

Ich benutze noch keine von der Krankenkasse bezahlten Inkontinenzartikel. Das hat viel mit der Psyche zu tun: „Solange ich noch nichts benutze, habe ich auch nichts!" Aber ich nehme morgens 1 Vesikur 5 mg.

Lachen, Niesen, Husten und auch Übergeben sorgen immer für unkontrolliertes "Auslaufen". Aus diesem Grund benutze ich "Hygieneeinlagen" - das sind dicke Slip-Einlagen.

Und auch darum komme ich selten auf die erforderliche Tages-Trinkmenge. Es ist eben so- je mehr ich trinke, umso öfter muss ich laufen. Und auch umso öfter schaffe ich es nicht rechtzeitig zur Toilette, muss mich mal wieder umziehen.

WIE PEINLICH!!!

Ich habe mir schon angewöhnt, alle 2 Std zur Toilette zu gehen. Und trotzdem: Manchmal sitze ich da und nichts passiert, oder es dauert einfach lange bis es endlich geht. Und es bedeutet, dass ich, bevor ich irgendwohin gehe, erst wie ein Kleinkind mehrfach zur Toilette gehen muss und wenn ich dann mit dem Auto irgendwohin gefahren werde, fördert das den Harndrang.

Dann gibt es noch den Bereich der Sexualität.

Und Dank Deinem Buch „SEXUALITÄT" kann ich auch darüber sprechen. Da mein Mann und ich getrennt sind, hätte ich ja kein Problem damit, aber seit Kurzem gibt es da ja X. ☺ Wir sehen uns zwar selten, aber dann haben wir auch Sex. So wie es möglich ist.

Das bedeutet für mich aber: die ganze Zeit vorher sehr wenig trinken und vorher, sowie auch zwischendurch öfter zur Toilette gehen. Und das bedeutet auch, dass der Partner (gut) Bescheid weiß. Viel reden - (wie praktisch dass er auch MS hat).

Und hier nochmals ein Beitrag von Birgit – sie beschreibt einen Tag mit all den Einschränkungen:

Konzerttag

Stehe heute Morgen schon "früh" auf.

Es ist 9 Uhr.

Für einen Tag, an dem ich keine Therapien, keine Arzt - oder sonstigen Termine am Vormittag habe, ist das früh. Aber ich habe einen Termin, auf den ich mich sehr freue. Ich (will heute Abend) gehe heute Abend in ein Kirchenkonzert.

Der Chor der Paderborner Musikschule und die Nord-West-Deutsche Philharmonie führen gemeinsam in einer Kirche in Paderborn das Weihnachtsoratorium von Johann Sebastian Bach auf.

Eine Bekannte hat mich gefragt, ob ich nicht auch mitgehen möchte und ganz spontan habe ich JA gesagt. Ich freue mich so sehr. Das ist Musik die ich liebe. Und diese Liebe teilt sonst kaum einer mit mir.

Und organisiert habe ich diesen Abend schon, bevor ich zugesagt habe. Im Stillen habe ich jeden Tag darauf gewartet, dass irgendetwas nicht klappt. Aber nichts ist dazwischengekommen.

Der Abend kommt näher. Der Tag will durchdacht sein. Ich darf mir für den ganzen Tag nichts anderes vornehmen. Nichts, damit ich den Abend auch „überstehe".

Für gewöhnlich verschwinde ich um 19 Uhr in meinem Zimmer, lege mich ins Bett und sehe noch etwas fern, da mein Zimmer noch im 1. Stock liegt und ich später kaum noch die Treppe hochkomme. Das liegt an den Spastiken, die mir das fast unmöglich machen.

Den ganzen Tag trinke ich bewusst wenig, damit meine Blase nicht so voll ist und damit ich den heutigen Abend ohne „Malheur" überstehe.

Die nächste Frage ist die der Bekleidung. Wenn ich friere, muss ich noch öfter zur Toilette. Und in einer Kirche? Und im Rollstuhl? Denn ohne Rollstuhl geht sowieso gar nichts. Und unser Zeitplan macht die Zeit ohne Toilette noch länger.

Über Tag bin ich nervös, und werde es gegen Abend immer mehr. Ob wohl Alles gut geht? Den ganzen Nachmittag trinke ich kaum, und obwohl mir das sonst nichts ausmacht - heute habe ich Durst, habe extreme Ohrgeräusche und ich habe das Gefühl, dass es mir schwindelig ist. OCH NEEE! Augen zu und durch.

ODER BLEIB ICH DOCH BESSER ZUHAUSE? Nee, nee!!!

Gegen 18 Uhr fange ich an mich fertig zu machen. Anziehen ist eine Katastrophe: Spastiken im linken Arm und im linken Bein. Ich bin, als ich endlich fertig bin, nass geschwitzt. EGAL!!!

Ich komme nur ganz schlecht die Treppe herunter. Und ich muss schon wieder zur Toilette. Sicherheitshalber lege ich mir 2 Einlagen (nebeneinander) in den Slip. Jetzt fällt mir ein, dass ich für den Rollstuhl das Sitzkissen und das Kissen für den Rücken mitnehmen muss.

HAT DIE KIRCHE WOHL STUFEN IN DEN KIRCHENRAUM? (Und ich im Rolli)?

Und schon wieder habe ich das Gefühl, ich muss zur Toilette. Sitze und warte ...... umsonst! Also weiter anziehen. Schuhe!

Ich kriege meine Füße nicht in die Stiefeletten. Das linke Knie ist mal wieder steif. Und der Knöchel auch. Aber ich habe da ja so meine kleinen Tricks. Endlich habe ich sie an. Und bin schon wieder klatschnass geschwitzt. Aber fertig. NEEEEE! Toilette!

Aber dann.

Es kann losgehen.

Ich stolpere zum Auto und lasse mich mehr fallen, als dass ich vernünftig einsteige. Und jetzt drehen meine Beine völlig durch. Sie fangen an zu zittern, als hätte ich auch noch RLS. Und ich müsste wohl schon wieder zur Toilette?! EINBILDUNG! So langsam beruhige ich mich. Beruhigt sich mein Körper.

Es wird ein wunderschöner Abend.

Ich genieße die Musik.

Und ich bin froh, dass ich hier bin.

Zu Hause angekommen, kann ich nicht schnell genug ins Haus kommen. UND? Zur Toilette. Aber es geht gut. Ich komme dann allerdings kaum die Treppen hoch und in mein Zimmer. Auch das Ausziehen und den Schlafanzug anziehen fällt mir sehr schwer. Jetzt wollen auch die Arme nicht mehr. Und die Nacht wird seeehr lang.

Meine Beine machen einen Marathon und auch der linke Arm zuckt oder vermittelt mir das Gefühl, als wäre er ganz angeschwollen. Ich rufe mir immer wieder die Musik in Erinnerung und komme so über die Nacht.

Auch am kommenden Tag ändert sich erst mal nicht viel. Aber gegen Abend wird es besser. Aber eines ist sicher (sage ich zumindest jetzt): es wird ein nächstes Mal geben.

So ganz holt mich die MS doch nicht aus meinem Leben. Da kann sie machen was sie will. Trotz Inkontinenz, Spastiken, Gleichgewichtsstörungen, Sprachschwierigkeiten, Sehstörungen!

Sie soll es nicht leicht mit mir haben.

LG

Birgit

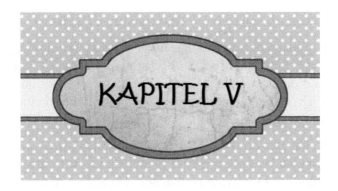

KAPITEL V

Wer meine anderen Bücher kennt, weiß, dass ich mir viel von der Seele schreibe. In meinen Texten dürfen Sie sich wiedererkennen und Angehörige können erkennen, wie es TATSÄCHLICH ist, mit einer chronischen Erkrankung und/oder Behinderung zu leben. Deshalb füge ich auch hier ein paar neuere Texte bei.

MS bestimmt das Leben, aber dominiert es nicht

Was ist es, das intelligente Leute sagen lässt: "Lasse Dich nicht von der MS dominieren!"

Das müssen Unwissende, oder betroffene Leute sein, die so wenig, oder immer wieder zurückgehende Symptome haben, dass diese deren Leben nicht beeinflussen. Auch ohne negativ zu denken, oder gar zu jammern, ist es bei den meisten MS`lern eine FESTSTELLUNG, dass die MS schon Einiges im Leben entscheidet – also eine Rolle spielt.

Es gibt Tage, da spielt meine MS keine Rolle. Ja, das ist wirklich so.

Erstens liegt es daran, dass ich mich an viele Symptome gewöhnt habe und sie kaum noch beachte (dies setzt allerdings regelmäßiges Training und die Bereitschaft dazu voraus) und zweitens gibt es Tage, an denen ich außer meinen gewohnten Symptomen keine weiteren Beeinträchtigungen habe.

Dass meine Beine immer wieder taub sind, das weiß ich und verschwende meine niedrige Energie nicht darauf, mir darüber täglich, oder gar stündlich Gedanken zu machen. Dass ich nur ein bestimmtes Arsenal an Kraft habe, weiß ich auch und stelle meinen Alltag darauf ein. Dass ich mich einteilen muss, das ist mir ebenfalls bekannt und so starte ich auch jeden Tag aufs Neue und frohgesinnt.

Dass sich Symptome auf unterschiedlichste Art und Weise und völlig planlos verstärken können, ist mir ebenfalls bewusst. Aber all dieses Wissen hält mich niemals davon ab, meinen Tag und Alltag wie gewohnt zu planen. Und ganz oft bin ich abends dankbar, weil mir ein Tag voller Möglichkeiten und Chancen geboten wurde.

An manchen Tagen kann ich die MS mehr oder besser annehmen, als an anderen. Und auch das kenne ich. Nach 20 Jahren MS-Karriere gewöhnt man sich an so Einiges und schließt auch mit vielen Entbehrungen Frieden.

Und an solchen Tagen bestimmt mich meine MS zwar, aber nur insoweit, dass ich mich ohnehin auf mein Energiemanagement, das Haushalten mit meinen Kräften und Vieles mehr einstellen muss. Ansonsten aber hat sie an solchen Tagen keinen Einfluss auf meinen heutigen Tag.

Wichtig ist, dass man sich wirklich immer wieder dieser wundervollen geschenkten Tage bewusst ist und sie zu schätzen weiß.

Denn: es kommen auch andere Tage.

Tage, an denen trotz Wissen und Einhalten meines Energiemanagements die MS ein äußerst eigensinniges Leben führt. Ein Leben, in dem sie mir ganz klar meine Grenzen aufzeigt - meine MS-Grenzen.

Tage, an denen sie mein Leben, meinen Alltag bestimmt. Und zwar auf heftige Art und Weise. Auf eine Art und Weise, die mich traurig macht, und wütend ... Eine Art, die mich in die Knie zwingt und mich erniedrigt ....

So, und nun mal "Tacheles": ist es dann, wenn mich eine heftige Fatigue am Kragen packt, wenn meine Beine beim Gassi gehen nachgeben, so dass ich "schleunigst" nach Hause "gehen" muss, wenn meine Hände und Beine so stark zittern und ich insgesamt nur noch Richtung Couch krieche, ist es dann noch harmlos ... Ist dann die MS nicht mein Leben bestimmend?

Doch, sie ist bestimmend. Sie bestimmt in diesen Momenten, dass ich einen Spaziergang sofort abbrechen muss, dass ich je nach Tagesform gar nicht erst sicher laufen kann; sie bestimmt, dass ich mich unverzüglich hinlegen muss, dass ich eine Party verlassen muss oder Gäste alleine lassen muss, weil ich mich dringend zurück ziehen muss.

Das IST bestimmend.

Das ist traurig und schlimm.

Das kann man nicht mit einem Schulterzucken abtun. Es ist eingreifend. Und es tut weh - unendlich weh, weil es mir aufzeigt, dass mein Leben doch immer wieder geprägt ist von Verlust.

Auch wenn sich natürlich auch durch eine solche Erkrankung positive Dinge auftuen können ... Fakt aber ist: ich kann erst einmal nicht mehr so leben, wie ich möchte. Was ich aber kann, das ist, den kleinen Unterschied zwischen "bestimmen" und "dominieren" wahrzunehmen und diesen Unterschied zu leben.

Meine Form der MS bestimmt mein Leben. Definitiv.

Aber ich lasse mich nicht von der MS dominieren - ich kämpfe, ich lache, ich siege ganz oft, ich übe mich in Dankbarkeit und wertschätze das, was mir noch möglich ist.

Das ist der kleine und so feine Unterschied, der doch ganz gewaltig ist, da er meine Lebenseinstellung beeinflusst. Und ich möchte mir eine positive Lebenseinstellung bewahren. Lust am Leben, Lust an Dingen, die mir gut tun.

Ich lebe, ich genieße - Hallo MS; Hallo Eigenverantwortung!

*Das Leben ist größer als die MS

5 Tage am Stück Sonnenschein: am Himmel, in meinem Herzen und in meinem MS-Körper.

Ein Traum. Ein Genuss.

Ein Geschenk.

Ich genieße es ganz intensiv, ich liebe meine Energie, ich liebe die Frühlings-Sonne, wenn sie noch nicht zu heiß ist und ich sie auf meiner Haut spüren kann und mich nicht im Schatten verstecken muss.

Ich liebe mein Leben, meinen Garten und blühe auf.

Die MS „kann mich mal"! Ich fühle mich stark und fast ein bisschen so wie früher ... Früher, VOR meiner Diagnose. Ich liebe den Frühling, die blühende Natur, alles wächst und gedeiht und fühle mich eins mit ihr.

PLÖTZLICH ändert sich das. Ich ahnte es schon und doch kommt es mit dieser Gewalt, mit diesem Nachdruck so unverhofft: Tag 6 ist Schatten. Dunkel und erschöpft.

Ich hatte 2 Termine an einem Tag. Eine Beerdigung, die mich natürlich emotional sehr mitgenommen hat, aber im Moment der Bestattung mir doch einen Weg aufgezeigt hat: ich LEBE und somit ist die MS in diesem Moment erst einmal klein und ich beschließe: **das LEBEN ist GRÖßER!**

Besuch am Abend, der zwar wunderschön war, aber für meine klein-gedachte MS zu viel im Zusammenhang mit dem Termin am Vormittag war.

Tag 7: Ernüchterung. Verzweiflung und WUT! Ganz viel Verzweiflung, ganz viel Wut! ERSCHÖPFUNG. Fatigue.

Ich bin völlig erschlagen, habe Schmerzen am ganzen Körper, meine MS-typische Nackensteife macht sich bemerkbar, ich zittere und bin schwach.

Ich bin dankbar, dass ich Tag 1-5 in solch einem Sonnenschein leben konnte und schwöre mir, den nächsten „Sonnenschein" noch intensiver zu genießen. Ich weiß es eigentlich – ich kenne es. Und doch wird mir im Nachhinein dann wieder bewusst, wie gut mir diese Zeit getan hat und wie SCHNELL sich ALLES ändern kann.

Selbst mein scheinbar unbesiegbarer Optimismus kommt an seine Grenzen und wird im wahrsten Sinn des Wortes von der Erschöpfung erschlagen. Schwere Beine, schwache Arme und Fatigue haben ihn kurzzeitig bewusstlos geschlagen.

Ich weiß: ich stehe wieder auf, aber ich weiß auch, dass selbst beim 1000. Fatigue-Anfall immer wieder auch diese Verzweiflung mit hochkommt. Ich hasse diesen Zustand und vor allem bin ich ihm machtlos ausgeliefert.

Ich berappe mich, ich genieße auch wieder – das ist mir ebenfalls bewusst und ich kann mich zum Glück darauf verlassen. Schön ist dieser Zustand der völligen Erschöpfung und Niedergeschlagenheit gepaart mit Schmerzen trotzdem nicht. Hallo MS; Hallo Fatigue und HALLO „Wieder Aufstehen und Krone richten!"

*Die kleine SPAR-FLAMME

Unser MS-Leben – ein Leben auf Sparflamme. Zumindest bei manchen MS`lern; Verallgemeinern möchte ich es nicht. Mein Leben läuft sehr oft auf Sparflamme, aber mir ist bewusst, dass die Flamme trotzdem „brennt", das heißt: sie ist am Leben und sie nimmt am Leben Teil – sie ist noch lange nicht verloschen! Dafür empfinde ich große Dankbarkeit.

Eine Sparflamme leuchtet, sie flackert und ist stetig da. Sicherlich kann sie selten den Moment der großen Ehre des übermächtigen Leuchtens, der großen Schönheit der riesen Flamme genießen, aber sie spendet Licht und Wärme, sie ist präsent.

Ich hüte sie, meine kleine Sparflamme, ich hege und pflege sie und sorge dafür, dass sie nicht verlischt. Sie ist mir zu wertvoll, um sie nicht beachten zu wollen, um sie nicht wertzuschätzen.

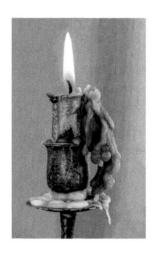

Sie ist ein zartes Pflänzlein, empfindlich und manchmal auch unscheinbar. Mit etwas Wind und Energie vermag sie es aber, aufzublühen, sich kurz zu erheben, ihre wahre Schönheit zu erkennen zu geben und in all ihrem Glanz zu leuchten.

Diese keine Sparflamme weiß, dass ein Aufleuchten für sie gefährlich sein und werden kann – sie wird danach all ihre Kraft brauchen, um die kleine „Spar"-Flamme am Leben zu erhalten. Und doch möchte auch sie einmal wieder – so wie früher aufblühen und leuchten.

Sie schafft es, immer mal wieder und dann ist sie glücklich. Sie schafft es, sich zu erinnern, wie es einmal war…

Diese Momente tragen sie. Sie tragen sie in Zeiten der Dunkelheit, in Zeiten der Kraftlosigkeit und Traurigkeit… Sie leuchtet sparsam, aber niemals „*spärlich*" vor sich hin.

Vielleicht ist das ihre wahre Größe – zu wissen, wann sie leuchten kann und darf ☺

Also genieße ich, dass meine kleine Sparflamme bei mir ist, dass sie leuchtet und mein Leben lebenswert macht. Und ganz ab und zu versorge ich sie mit Energie, lasse den Wind durch sie brausen, lasse ihre Flamme höher leuchten und in die Welt hinausschauen. Das hat sie verdient – auch eine Sparflamme möchte lebendig sein und sie ist es auch – denn ohne Energie wäre sie schon längst verloschen… Achten wir also auf diese kleine Sparflamme, auf dieses zarte Pflänzchen und hüten es wie einen Schatz – es ist unser „Kapital", unsere Kraftquelle auf dem Weg (zurück) ins pulsierende Leben.

*JA zum LEBEN

Ein JA zum Leben beinhaltet VIEL.

Nicht nur das kleine Wörtchen JA, sondern die bewusste Entscheidung für mein eigenes Leben und somit auch ein JA zu sich selbst. Ein kleines Wort mit riesengroßer Auswirkung.

Wie oft höre ich von MS-Patienten und anderen chronisch Kranken, dass ihnen am Tag der Diagnosestellung ein „Beenden ihres Lebens" in ihre Gedanken schlich. So nach dem Motto: Was wird jetzt? Ist das Leben noch lebenswert? Bin ich noch etwas wert?

Das sind leider keine Ausnahmen, sondern ich höre es wirklich oft. Ich selbst hatte diese Gedanken nie, allerdings hatte ich zum Zeitpunkt meiner Diagnosestellung auch bereits 2 Kinder (damals 6 und 9 Jahre alt) und mein Mutter-Gefühl war so enorm hoch, dass ich sie nie hätte gehen lassen können ... zurücklassen können ... Und irgendwie hat mich die Diagnose auch nicht verzagen lassen. Das ist aber nur meine Geschichte. Viele andere Geschichten sehen schlimmer aus.

Und doch lese und höre ich von genau diesen Menschen dann auch immer wieder, dass sie sich zu einem bewussten JA für ihr Leben entschieden haben. Und heute dankbar sind für diesen Impuls.

Auch MIT einer chronischen Erkrankung und Beeinträchtigungen kann das Leben voller Fülle, voller Liebe und Freude sein.

Ich brauche meine MS nicht, ganz sicher nicht. Ich könnte locker auf sie verzichten und sie hat mir wirklich viel Lebensqualität genommen. Sie hat mir viele Einschränkungen und fiese Beeinträchtigungen beschert. Ich habe Abgründe kennen gelernt und tiefe Täler.

Aber ich habe auch gelernt, dass man diese Abgründe überstehen kann, dass man die tiefen Täler wieder verlassen kann und sich das Leben einfach immer weiter dreht. Man muss nur, nachdem man wieder aufgestanden ist, auf den fahrenden „Zug" aufspringen – das ist wohl die Kunst. Gut, „springen" ist so eine Sache ☺

Aber sinngemäß ist es sicherlich wichtig, niemals den Anschluss zu verpassen….

Ich lasse mich nach dem berühmten „Hinfallen, Aufstehen. Krone richten und weiter stolpern" gerne wieder vom Leben einfangen und versuche jedes Mal wieder, möglichst schnell den Anschluss zu finden. Den Anschluss ans Leben, an die Normalität und den Alltag.

Dass unser MS-bedingter Alltag eventuell anders ist, als ein Alltag von völlig gesunden Gleichaltrigen, ist eine Tatsache, die wir ernst nehmen müssen. Wir müssen sie aber genauso auch AN-NEHMEN, akzeptieren und als gegeben hinnehmen. Sonst packen wir es nicht, den Anschluss zu bekommen.

Ein Gewahrsein der eigenen Beeinträchtigungen ist deshalb psychologisch gesehen so unendlich wichtig, weil wir uns dann selbst BEWUSST sind, selbst gewahr sind und uns, unseren Stärken und Schwächen, mit Achtsamkeit begegnen können. Achtsamkeit uns selbst gegenüber ist einer der Schlüssel zum glücklichen Leben.

Ich bin mir BEWUSST, dass mein Leben glücklich ist. Ich habe einen tollen Ehemann, 2 tolle Kinder samt Partnern, eine wundervolle Familie und einige sehr gute und enge Freunde. Ich habe ein (hübsches) Dach über dem Kopf, ich habe meine Erfüllung im Schreiben und Bloggen gefunden; habe zwar (leider) keine finanziellen Reichtümer, aber es reicht… Ich habe unseren süßen und empathischen Mischlingshund Smiley, der mir mehr als nur ein Weggefährte ist. Ich bin reich an Geschenken dieser Art.

Alles in allem habe ich ein wundervolles Leben, selbst mit MS. Neue Chancen und Möglichkeiten haben sich aufgetan, neue Entdeckungen, neue Beziehungen wurden möglich und vielleicht wurde sogar eine neue Heike möglich, die es vorher im Strudel des Arbeiten Gehens niemals gegeben hätte.

Ich bin deshalb dankbar. Nicht der MS dankbar – niemals. Aber dankbar, dass ich JA zu meinem Leben gesagt habe. Das wünsche ich EUCH ☺

Eben noch im Rollstuhl – plötzlich läuft sie! Wie geht das? Ein MySterium!

Es geht. Mit MS. Manchmal.

Auf Flugreisen muss ich ja den Rollstuhlservice in Anspruch nehmen und beobachte immer amüsiert, wie sich andere Fluggäste wundern, wenn ich mich plötzlich, einer Wunderheilung gleich, aus dem Rollstuhl erhebe. Diese Gesichtsausdrücke sind unbezahlbar und auch gleich ein Sinnbild dessen, was wir täglich mit unserer MS erleben. Und nicht nur wir erleben das so, sondern alle Menschen, die mit uns leben oder in einer Beziehung mit uns stehen - Angehörige, Freunde, Kollegen, Nachbarn…

Mir wird von nahestehenden Personen ganz oft gesagt, dass sie meinen Wandel nicht begreifen und deshalb auch nicht einschätzen können. Eben schrieb ich noch, dass ich mit heftigem Schwindel darnieder liege, oder mich eine Fatigue ausgehebelt hat und im „nächsten Moment" veröffentliche ich Texte, oder gehe spazieren…

Von außen betrachtet, ist das wirklich unvorstellbar und manch einem nicht so Wohlgesonnenen drängt sich sicherlich auch mal der Gedanke an das „Simulieren" auf. Und ganz ehrlich: ich verstehe es selbst ja nicht einmal. Ich erlebe es fast täglich, manchmal auch mehrmals täglich, aber ich begreife es nicht.

MS. Ja, mit MS ist das so: das liest man überall, mein Neurologe bestätigt mir das und von Mitbetroffenen hört man es ebenfalls.

Ein **My**Sterium – ein Sonderfall, nicht einschätzbar, nicht kalkulierbar und nur schwer begreifbar.

Es IST einfach so, dass bei MS so VIELES möglich ist. So, wie MS tausend Gesicherter und Fratzen hat, so verläuft sie bei jedem Betroffenen unterschiedlich und so äußert sie sich auch bei jedem individuell verschieden und das alles an einem einzigen Tag.

Manchmal wache ich morgens völlig erschlagen auf und befürchte, dass mein Tag „im Eimer" sei und plötzlich, wie wenn jemand einen Schalter umdreht, geht es mir so viel besser, dass ich sogar Energie habe, von der ich vor wenigen Minuten nur geträumt habe. Umgekehrt ist das leider genauso der Fall. Von „gut drauf" sein zu einem Häufchen Elend vegetierend. Alles ist möglich, alles ist sehr unkalkulierbar und für uns selbst auch schwer einschätzbar.

Man kann sich niemals auf einen momentanen Zustand verlassen.

Das macht es schwierig und oft auch schmerzhaft.

Und wie oft komme ich mir wie ein Schwindler oder Hochstapler vor, wenn ich einer nicht betroffenen Freundin zum Beispiel 3 Mal am Tag eine Mail schreibe und sie sich jedes Mal wieder auf einen neuen Zustand einstellen muss.

Ich bewundere all diese Menschen, die es schaffen, sich unseren Zuständen wertfrei anzupassen, die sich zwar manchmal sicher sehr wundern, es aber einfach HIN NEHMEN.

Das Gegenteil erleben wir natürlich auch und das macht es wieder sehr schwierig für uns, weil wir uns dann noch zusätzlich erklären müssen. Noch dazu müssen wir ein Phänomen erklären, das wir selbst nicht begreifen und dessen wir uns manchmal auch schämen ... Weil wir uns selbst nicht wiedererkennen und uns fremd sind ... Hallo MS, hallo „Reine Nervensache"!

*Erwartung

Ich erwarte mittlerweile wirklich nicht mehr viel … aber immer wieder und auch mit Freude. Aber eine Erwartung, die ist mir heilig – und sie hat mich Freundschaften gekostet: ich werde sicher nie aufhören, gewisse Erwartungen an meine mir wirklich Nahestehenden zu haben. Denn ich gehe davon aus, dass sie eine normale Intelligenz besitzen, dass ich sie oft und klar genug über meinen Zustand, über MEINE Form der MS aufgeklärt habe und dass sie mir vertrauen und GLAUBEN können. Wer dies nicht tut, der missbraucht meine Aufrichtigkeit, mein Vertrauen und somit meine Freundschaft. Dafür bin ich mir zu viel WERT und das möchte ich in meinem Leben nicht mehr aushalten müssen!

Freunde dürfen sich nur noch die Menschen nennen, bei denen ich aufrichtiges Interesse verspüre und zwar an mir als Mensch (!) und an meiner MS-Situation, denn mich gibt es nur in diesem (Gesamt -) Paket.

Wer sich nicht nach mir erkundigt, und sei es, dass er selbst zu viel um die Ohren hat, wer nicht ein aufrichtiges Interesse zeigt und nicht VERSUCHT zu verstehen, der hat in meinem Leben keinen Platz mehr. Vielleicht noch in meinem Herzen, denn ich werfe niemandem Böswilligkeit vor – aber in meinem kostbaren Leben, das ich so sehr einteilen muss und für das ich so viel Energiemanagement betreiben muss - dieses Leben kann ich nicht vergeuden.

Meine Erwartung ist deshalb ganz klar: in diesem Bereich meines Lebens möchte ich eine gewisse Erwartung stellen dürfen – das ist mein Recht! So, wie es das Recht der Anderen ist, kein Interesse an meinem Leben zu haben – aber dann passen wir nicht zusammen!!!

Dass die Erwartung an meinen Körper, die MS würde sich von dannen trollen, zu hoch ist, ist klar. Sie habe ich schon lange nicht mehr, weil mich auch das zu viel Kraft kosten würde. Ich habe mich arrangiert. Aber dass man mich ernst nimmt, respektiert und toleriert, das ERWARTE ich.

*Ich wünsche mir...

Ich wünsche mir... Gesundheit ...

Ich wünsche mir... ein Leben ohne Beeinträchtigungen ...

Ich wünsche mir... einen Tag ohne bleierne erschöpfende Müdigkeit...

Ich wünsche mir... zu viel?

Ich wünsche mir... ein bisschen mehr Lebensqualität ...

Ich wünsche mir... Schlaf. Erholsamen Schlaf!

Ich wünsche mir... Freiheit ... auch für meinen Körper ...

Ich wünsche mir... Möglichkeiten ...

Ich wünsche mir... Chancen ...

Ich wünsche mir... die Wahl zu haben ...

Ich wünsche mir... Sonne, die wärmt, ohne Uhthoff mitzubringen

Ich wünsche mir... Gutachter, die unsere nicht sichtbaren Symptome erkennen ...

Ich wünsche mir... Gutachter, die unsere sichtbaren Symptome als solche anerkennen ...

Ich wünsche mir... Sozialleistungen und Rente, von der ich leben kann ...

Ich wünsche mir... dass das Leben ein Wunschkonzert ist ☺

Ich wünsche mir... dass das Leben ein Ponyhof ist ☺

Ich wünsche mir... weniger Sorgen und Ängste ...

Ich wünsche mir... weniger Schmerzen ...

Ich wünsche mir... mitfühlende Menschen ...

Ich habe viele mitfühlende Menschen um mich herum...

Ich wünsche mir... mehr Hilfe...

Ich wünsche mir… weniger schlaue Rat-SCHLÄGE …

Ich wünsche mir… weniger ungläubige Blicke, wenn ich berichte, dass ich MS habe …

Ich wünsche mir… weniger blöde Bemerkungen …

Ich wünsche mir… dass ich ein guter Freund und Partner bin und Wünsche erfüllen kann ☺

Ich wünsche mir… dass Frieden auf der Welt herrscht…

Ich wünsche mir… dass Kranke gesund werden …

Ich wünsche mir… dass derjenige, der das liest, lächeln kann und es ihm gut gehen möge …

DAS alles wünsche ich mir. Wünsche sind erlaubt, Träume auch. DAS kann uns niemand verbieten…

In Wünschen liegt viel Kraft, viel Lebenswille…. Wir LEBEN ☺

Ich bin dankbar und traurig zugleich. Jedem Leser von Herzen alles Liebe ☺

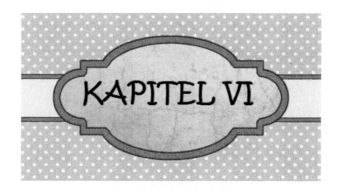

Schlusswort

Ich wünsche mir, dass ich jedem Leser etwas helfen konnte. Wie immer möge ich nicht jeden einzelnen Aspekt abgedeckt haben, aber vielleicht konnte ich Sie zur Kreativität und zum Nachdenken anregen und Ihnen ein paar Tipps mit auf den Weg geben.

Mir geht es ganz oft so, dass ich die eigentlich so deutlich erscheinende Möglichkeit, obwohl ich sie vor Augen habe, nicht wahrnehme. Ein kleiner Denkanstoß hilft mir dann schon, es tatsächlich zu sehen.

Zum Schluss noch ein paar Zitate zum Nachdenken und Genenießen:

Leben, das ist das Allerseltenste in der Welt, die meisten Menschen existieren nur.

Oscar Wilde

Denke nicht so oft an das was Dir fehlt, sondern an das, was Du hast.

Marc Aurel

Fang nie an aufzuhören, hör nie auf anzufangen.

Marcus Tullius Cicero

Die Dinge haben nur den Wert, den man ihnen verleiht.

Jean Baptiste Moliere

Wenn die Zeit kommt, in der man könnte, ist die vorüber, in der man kann.

Marie von Ebner-Eschenbach

Unser Kampf gegen das Leben hat verhindert, dass unser Herz sich öffnen konnte. Sobald wir jedoch den Kampf aufgeben und unser Herz für das öffnen, was ist, finden wir den Frieden im gegenwärtigen Augenblick.

Jack Kornfield

Wenn Du das Leben liebst, dann vergeude keine Zeit, denn daraus besteht das Leben.

Benjamin Franklin

Ein ungeübtes Gehirn ist schädlicher für die Gesundheit als ein ungeübter Körper.

George Bernard Shaw

Gesundheit ist nicht alles, aber ohne Gesundheit ist alles nichts.

Arthur Schopenhauer

Herzliche Grüße

Heike Führ

DANKE

Danke an alle Leser und vor allem an meine treue Leserschaft ☺ !

Danke an meine Mentorin Jutta Schütz für soooo Vieles! ☺

Danke an Birgit für die wundervolle Offenheit und das mir entgegengebrachte Vertrauen, sowie die schöne Freundschaft.

Danke an Anja Kaufmann, die mir bei diesem Buch noch mehr zur Seite stand als sonst und mir eine so liebe Freundin ist!!!

Danke an meine anonymen Interviewpartner ☺

Ihr ALLE habt das Bild komplett gemacht!!!

Was ich dir wünsche:

Dass Du Dich von Regeln nicht einengen lässt.
Dass Du Dich von Zielen nicht überfordern lässt.
Dass Du Dich von Ängsten
nicht unterdrücken lässt.
Dass Du Dich von Aufgaben
nicht einschüchtern lässt.
Dass Du Dich von Gewohnheiten
nicht lähmen lässt.
Dass Du Deinen eigenen Rhythmus findest.

Mögest Du bei der Rückschau
auf Dein Leben erkennen,
dass Du getan hast, was Dir möglich war,
dass Du gesagt hast, was Dir wichtig war,
dass Du gegeben hast, was Du hattest.

Dass Du Mensch gewesen bist.

-Udo Hahn-

110

LINKS/Quellenangabe:

www.multiple-arts.com

www.dmsg.de

www.amsel.de

www.ms-life.de

www.sprechzimmer.ch

www.lifeline.de

www.myhandicap.de

www.seniola.de

www.walzvital.de

Die Homepage der Autorin

zum Thema MS (Multiple Sklerose)

www.multiple-arts.com

Und auf Facebook: MULTIPLE ARTS

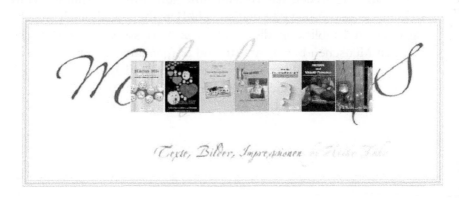

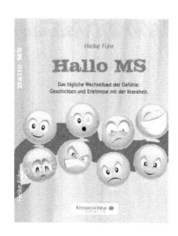

"MS: 2 Buchstaben, die eine vermeintlich geordnete Welt von heute auf morgen auf den Kopf stellen". So beschreibt Heike Führ den Tag ihrer Diagnosestellung. Wie sie ihren Alltag mit einer solch tückischen und bis lang noch unheilbaren Krankheit meistert, beschreibt sie vor allem mit viel Humor und reflektiert in einer gelungenen Mischung aus Problematisierung und Relativierung. Nie werden die Herausforderungen der Krankheit geleugnet und doch triumphiert immer ihr optimistischer Kampfgeist und zeigt eindrucksvoll und selbstkritisch ihren eigenen Weg der Lebensfreude. Die Autorin weigert sich zu resignieren und erzählt ihre kleinen Alltagsfreuden, gespickt mit den Unwägbarkeiten, die durch ihre MS-Symptome unweigerlich dabei sind. "Hallo MS": nicht mehr, nicht weniger. Ein Buch, das Mut macht und Hoffnung weckt, das Anteilnahme authentisch vermittelt, Hilfestellung für den Alltag gibt und sowohl Betroffenen, als auch Angehörigen einen Einblick in die emotionale Verfassung eines chronisch kranken Menschen bietet, Ängste und Sorgen aufzeigt, aber dabei immer nach vorne schaut und niemals vor Selbstmitleid trieft. Kurzweilig und sehr alltagsnah - somit für Jedermann interessant.

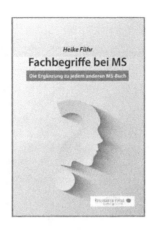

Dieses Büchlein ist ein Wegweiser durch den Dschungel der medizinischen Fachbegriffe und vor allem durch das Chaos der komplizierten Ausdrücke rund um Multiple Sklerose (MS). Aber auch viele andere chronisch Kranke werden hier ein sehr hilfreiches Nachschlagewerk finden.

Manchmal ist es einfacher, schneller und unkomplizierter, ein kompaktes Büchlein in der Hand zu halten, als sich durch viele verschiedene Bücher oder das Internet zu kämpfen. Deshalb ist das Buch einfach nur als Nachschlagewerk gedacht und befasst sich mit den gängigsten Begriffen rund um die MS. Von medizinischen Wörtern über psychologische Fachbegriffe und sonstige Therapien. Am Ende ließ es sich die Autorin nicht nehmen, noch einmal ein paar eigene Texte hinzu zu fügen. Diese passen perfekt zu ihrem 1. MS-Buch "Hallo MS", das ebenfalls im Rosengarten-Verlag erschienen ist. Außerdem passt dieses Lexikon der Fachbegriffe zu jedem anderen MS-Buch und ergänzt sie um ein Vielfaches.

Taschenbuch: 88 Seiten - Verlag: A.S. Rosengarten-Verlag; Auflage: 1. (3. April 2015) - ISBN-10: 3945015162

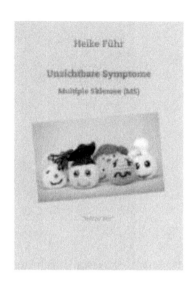

Heike Führ

Unsichtbare Symptome

Multiple Sklerose (MS)

Nach dem erfolgreichen Erstlingswerk „Hallo MS" und dem kleinen Ratgeber „SEXUALITÄT/Tipps bei chronischen Erkrankungen", nimmt sich die Autorin diesmal den „UNSICHTBAREN SYMPTOMEN" der MS (Multiple Sklerose) an. Sätze wie „Du siehst gar nicht krank aus!", oder gut gemeinte Ratschläge, wie „Du musst Dich nur mal ordentlich ausschlafen", kann kein ernsthaft Erkrankter mehr hören. Heike Führ erklärt anschaulich die unsichtbaren Symptome der MS. Ihre Texte sind voller Emotionen, Optimismus, Lebensmut und auch Sarkasmus geschrieben. Sie beschreiben sowohl Betroffenen, als auch Angehörigen in aller Deutlichkeit, warum nicht sichtbare Symptome ebenfalls ein ernstzunehmendes Problem darstellen. Außerdem zeigt sie auf, wie kränkend es für Betroffene ist, wenn man diese Symptome nicht wahrnimmt und ihnen vor allem keinen Glauben schenkt. Nicht nur für MS`ler und Außenstehende, auch für viele andere chronisch Kranke ist dieses Buch Balsam auf der Seele.

Taschenbuch: 84 Seiten - Verlag: Books on Demand; Auflage: 1 (22. Januar 2015) - ISBN-10: 3734755646

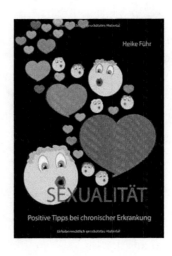

Intimität ist mehr als Sex - Wenn SEX zur Nervensache wird…
Kaum ein Gebiet ist so intim, Scham – und Angstbesetzt, wie die eigene und die Paar-Sexualität. Und kaum etwas anderes in einer Beziehung macht uns so verletzlich. Dabei ist Sexualität eine wundervolle Möglichkeit, Nähe zum geliebten Partner herzustellen und zu halten, oder in schwierigen Lebensphasen nicht den „Kontakt" zueinander zu verlieren. Aber besonders wenn ein Paar mit der Diagnose einer chronischen Erkrankung, wie z. B. MS, konfrontiert wird, versteht man, wie wichtig es ist, sich gegenseitig zu begreifen. Hier hilft die Autorin mit Ratschlägen, die sie auf Grund vieler Recherchen und Interviews mit an „Multipler Sklerose" - Erkrankten führte. Aber auch für Singles hält die Autorin Vorschläge bereit! Alltagsnah und somit sowohl für „Gesunde" als auch für chronisch Kranke, ist dieses Buch ein Begleiter in Sachen Sexualität. Behutsam wird der Fokus auf das gegenseitige Verstehen und Vertrauen gelenkt und zeigt Gesprächs-Formen auf. Ein kurzweiliger und lebensnaher kleiner Ratgeber, der in keinem Haushalt fehlen sollte.

Taschenbuch: 68 Seiten - Verlag: Books on Demand; Auflage: 1 (24. September 2014) - ISBN-10: 3735793991

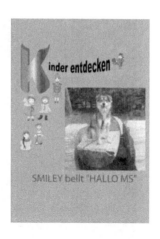

Dieses anrührende Kinderbuch beschreibt an Hand von dem süßen Mischlingshund Smiley und seinen beiden Freunden Fine und Balou anschaulich und sehr kindgerecht, was Multiple Sklerose (MS) ist. Smiley erklärt äußerst behutsam auf der Ebene des Kindes, wie sich MS äußern kann und wie es einem betroffenen Elternteil oder anderen betroffenen Angehörigen und Freunden mit MS gehen kann. Mit schönen authentischen Fotos und lustigen Geschichten aus seinem Hundeleben verknüpft er diese Botschaft so zartfühlend und hinreißend, dass Kinder bei der Begeisterung über den Hund Smiley und seine Freunde die Dramatik einer chronischen Erkrankung zwar begreifen, sie aber niemals als bedrohlich erleben. Die Autorin hat sich ihre jahrzehntelange Berufserfahrung als Erzieherin mit vielen pädagogischen und psychologischen Weiterbildungen zu Nutze gemacht und empathisch ein Kinderbuch, das auch gleichzeitig ein Ratgeber ist, geschrieben. Ein Buch, das man auch Erwachsenen zum besseren Verständnis der MS in die Hand drücken kann.

Der komplette Erlös geht an

den Tierschutzverein Santorini e.V.

Taschenbuch: 48 Seiten - Verlag: Books on Demand; Auflage: 1 (24. Februar 2015) - ISBN-10: 373476730X

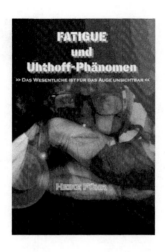

MS (Multiple Sklerose) ist die Krankheit mit den 1000 Gesichtern. Autorin Heike Führ hat bereits 5 MS-Begleitbücher geschrieben und widmet sich hier jenen zwei UNSICHTBAREN Symptomen der MS, die sie aus eigener Erfahrung sehr gut kennt. Denn gerade die unsichtbaren Symptome schränken das Leben eines MS`lers ein, da sie man ihnen oft nicht glaubt. Die Fatigue und das Uhthoff-Phänomen belasten den MS- Alltag teilweise so allumgreifend und zerstörerisch, dass viele Betroffene bereits früh die Erwerbsminderungsrente erhalten und ihr Leben nach diesen beiden Symptomen ausrichten müssen. Mit wichtigen fachlichen Infos und ihren Geschichten beschreibt die Autorin diese beiden Symptome – einmal sachlich, dann wieder emotional und humorvoll. MS`ler werden sich in den Texten wiederfinden und Angehörige können endlich diese schrecklichen Symptome verstehen.

Bei Bestellung über (www.lesend-helfen.de) gehen 30% des Kaufpreises an die DMSG/ BAER (Kinder mit juveniler MS)

Taschenbuch 99 Seiten - Verlag: Esch-Verlag - ISBN: 978-3-95555-067-7

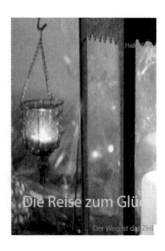

Ein Buch für alle Sinne – zum Anschauen und Genießen, zum Verstehen und Lernen.

Der Weg zum Glück –nicht als Wettbewerb, sondern mit Freude und Achtung der eigenen Persönlichkeit.

Dass Glücksempfinden auch mit einer chronischen Erkrankung möglich ist, zeigt Autorin Heike Führ noch zusätzlich mit liebevoll gestalteten Bildern, Zitaten, Texten und vielen wissenschaftlichen Recherchen auf.

Ein Buch für Gesunde ebenso wie für Gehandicapte – Entspannung pur, viele Anregungen und Tipps.

„Der Weg ist das Ziel" könnte das Motto des Buches sein – geht es eigentlich nur um das wahrnehmen der kleinen großen Dinge im Leben.

Buchdaten:

„Die Reise zum Glück"

204 Seiten (z. Teil farbig) / Verlag: BoD

ISBN: 9-783739-200897

12,99€

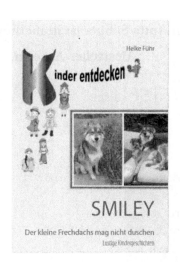

Schon in Band 1 „SMILEY bellt HALLO MS!" erzählt der süße und quirlige Mischlingshund witzige und amüsante Geschichten aus seinem Hundeleben. Nun geht es detaillierter mit all seinen Anekdoten weiter.

Autorin Heike Führ setzt ihre Ausbildung als Erzieherin sinnvoll und kindgerecht ein, indem sie lustig viel Wissen über die Natur, den Straßenverkehr und Vieles mehr vermittelt. Smiley wird zu einem Vorbild und liebevollem Begleiter, der zusammen mit seiner schlauen Hunde-Freundin Fine den Kindern unterbewusst wichtige Werte vermittelt.

Die Sprache ist kindgerecht und doch auch fordernd – ein wichtiger Ausgleich in der Pädagogik.

Buchdaten:

SMILEY – der kleine Frechdachs mag nicht duschen

104 zum Teil farbige Seiten / Verlag: BoD

ISBN 9 783739 218250

7,99 Euro

Meine Mentorin Jutta Schütz ist in mehreren Bereichen Bestseller-Autorin.

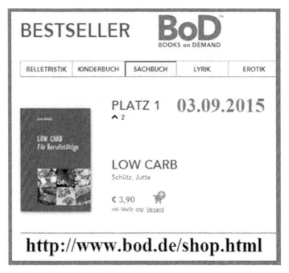

Low Carb für Berufstätige - Autorin: Schütz, Jutta - 56 Seiten
ISBN 978-3-7322-4328-0 - Verlag: Books on Demand - € 3, 90

Ich schätze mich sehr glücklich, sie an meiner Seite zu haben und bin stolz auf ihre Leistung. Alle ihre Bücher sind sehr informativ und immer sowohl für Laien, als auch für Profis geschrieben. Das zeigt, dass sie einen unglaublich guten Schreibstil hat, der alle anspricht, niemals kompliziert und doch fachlich immer kompetent ist.

Unglaublich: schon wieder Platz 1 der Bestsellerliste!

(September 2015)

Autorin Jutta Schütz – der Name steht seit Jahren für Low-Carb; die besondere Ernährungsform! Und ununterbrochen stürmt sie die Bestsellerlisten – Heute schon wieder! Herzlichen Glückwunsch für so viel Erfolg! Aber der Erfolg kommt nicht unverdient. Schütz versteht ihr Handwerk und wartet immer wieder mit besonderen Ideen und Rezepten auf. Low Carb für Berufstätige IST ein Renner und das verdient!

„Mit 42 Rezepten in diesem Buch zeigt die Bestseller-Autorin „Jutta Schütz", dass man eine gesunde Ernährung im Beruf, Familie und Freizeit doch sehr gut unter einen Hut bringen kann. Ein kluges Zeitmanagement und die richtige Lebensmittelauswahl machen es möglich, in einer Low Carb Ernährung für Berufstätige und zuhause ruckzuck schmackhafte Mahlzeiten zuzubereiten. Ernährungsbewusste Arbeitnehmer kennen keine Leistungstiefs, sie halten sich fit mit der Low Carb Ernährung. Selbst kochen und Zeit sparen erfordert eine gute Planung. Die dreifache Menge an einem Tag gekocht, ergibt eine Mahlzeit für den nächsten Abend, für die Arbeit und zum Einfrieren. „Selbst kochen" muss nicht kompliziert sein. Mit den richtigen Rezepten macht das Kochen Spaß und in diesem Koch/Back-Buch kommen auch Vegetarier nicht zu kurz. Eine „Kohlenhydratarme Ernährung" bedeutet nicht auf Kohlenhydrate völlig zu verzichten. Diese Ernährung steht für eine verminderte Aufnahme von Kohlenhydraten. Die Befürchtung bei der Ernährungsumstellung eine Mangelerscheinung zu bekommen, kann widerlegt werden. Die LC Ernährung wird bei folgenden Krankheiten eingesetzt: Diabetes Typ 2, Rheuma, Gicht, Migräne, Verstopfung, Blähungen, Sodbrennen, Krebs, Epilepsie, Übergewicht, AD(H)S, Hautausschlägen, Akne, erhöhte Cholesterinwerte, Magen- & Darmgeschwüren, Entzündungsprozessen der Schleimhäute. Positiv könnte sich die Low-Carb Ernährung auch auf folgende Krankheiten auswirken: Schizophrenie, Parkinson, Alzheimer, Autismus, Wechseljahrbeschwerden sowie auch in der Pubertät."

Die Autorenseite: http://www.jutta-schuetz-autorin.de/

SCHEHERAZADE – der Orient hält Einzug

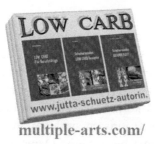

multiple-arts.com/

DEPRESSIONEN verstehen

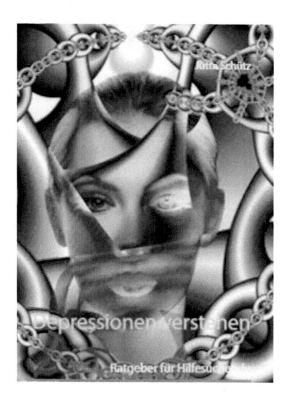

Das neue Buch von Jutta Schütz beschäftigt sich mit einem brisanten Thema, nämlich Depressionen. Oft noch ein Tabu – und doch ist gerade hier das Darüber-Reden so enorm wichtig, um Abhilfe schaffen zu können.

Der Bestseller-Autorin ist dabei Folgendes wichtig: eine Depression kann jeden treffen, unabhängig von Alter, Geschlecht und sozialem Status. Scham oder - Schuldgefühle sind hier unangebracht und bringt niemandem etwas. Frauen sind etwa doppelt so häufig wie Männer betroffen. Wir ALLE kennen Phasen unseres Lebens, in denen wir traurig, unglücklich oder einsam sind. Dauert eine traurige Phase aber über Wochen an, könnte bereits eine Depression vorliegen.

Depressionen sind keinesfalls ein Zeichen persönlichen Versagens oder Schwäche, sondern eine episodische Erkrankung und können viele Ursachen haben. Bei einer Depression liegen Störungen in Bezug auf Botenstoffe im Gehirn vor und niemand, der unter Depressionen leidet, braucht sich schuldig zu fühlen.

Die Gefahr von Suizidversuchen ist groß.

Fast alle Patienten mit schweren Depressionen haben Selbsttötungsgedanken. In Deutschland gibt es zirka 5 Millionen Menschen, die an Depressionen erkrankt sind. Für das Jahr 2020 schätzen Experten eine tendenzielle Steigerung. Somit liegt die DEPRESSION an 4. Stelle der wichtigsten Erkrankungen. Im Lebensalter zwischen 25 und 45 Jahren werden Depressionen gehäuft diagnostiziert.

Buchdaten:

Depressionen verstehen – Ratgeber für Hilfesuchende

Autorin: Jutta Schütz

Verlag: Books on Demand

ISBN 978-3-7392-2016-1

144 Seiten – Paperback - € 8,99

Alle Bücher sind auch als E-Book käuflich auf dem download-Portal von itunes.apple.com, verfügbar, sowie auch auf dem iPhone, iPad oder iPod touch. Überall im Handel erhältlich (auch in den USA, Kanada und Australien).